动起来，防慢病

老年居家锻炼图文手册

王峥 洪维 主编

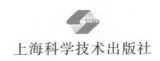

上海科学技术出版社

图书在版编目（CIP）数据

动起来，防慢病 : 老年居家锻炼图文手册 / 王峥，
洪维主编. -- 上海 : 上海科学技术出版社，2024. 7.
ISBN 978-7-5478-6698-6

Ⅰ. R161.1-62

中国国家版本馆CIP数据核字第2024U1M038号

动起来，防慢病：老年居家锻炼图文手册

王　峥　洪　维　主　编

上海世纪出版（集团）有限公司
上 海 科 学 技 术 出 版 社　出版、发行
（上海市闵行区号景路 159 弄 A 座 9F-10F）
邮政编码 201101　　www.sstp.cn
上海光扬印务有限公司印刷
开本 700×1000　1/16　印张 10
字数 100 千字
2024 年 7 月第 1 版　2024 年 7 月第 1 次印刷
ISBN 978-7-5478-6698-6/R·3048
定价：68.00 元

内 容 提 要

　　老年人参与运动锻炼的关键目标是保持和恢复生活质量。本书以居家环境为背景，以老年自我锻炼为主题，采用图文结合的方式，重点总结了老年人防跌倒、防误吸、防肌少症、练脑力、助日常、会自救6个方面内容，并配有锻炼视频，帮助老年人及其家人、照护者，以及广大基层医护人员提高对老年人健康与积极锻炼的生活方式紧密相关的认识，鼓励、引导老年人积极参加科学的运动锻炼，从而获得和保持理想的生活质量。

编 委 会

随着中国快速进入老龄化社会，老年人居家康复锻炼需求越来越多，这需要专业医护人员进行指导，确保不会对身体造成伤害。复旦大学附属华东医院在老年康复护理方面具有丰富的实践经验，最近由王峥总护士长、洪维主任和老年科医护人员将老年康复锻炼的各种方式方法整理出书。该书图文并茂，便于理解和掌握，更有康复锻炼过程中贴心的"美小护叮嘱"。老年人通过康复锻炼达到身心健康，从而维持自理能力和提高生活质量。与此同时，在锻炼过程中通过肢体运动的形式进行表情锻炼，可激发老年人愉悦的心情，良好的心理状态对身体健康和生活质量具有至关重要的影响。相信该书对老年人的居家康复有积极的指导意义。

樊锦诗

2024 年 6 月

华东医院王峥主任护师、洪维主任组织编写了《动起来，防慢病：老年居家锻炼图文手册》，邀我作序，我有幸先睹为快。

老年人往往因行动不便、视力或听力下降、害怕跌倒等因素不愿活动，因此，如何帮助老年人居家自我健康管理就显得非常重要。本书以老年人居家自我锻炼为主线，内容从介绍老年人生理和心理衰老特征开始，概述了老年人居家康复的功能评估和注意事项，把对老年人伤害最大也是最常见的跌倒单独列出，专门推荐有针对性的脚踝锻炼、踏步、重心转移、肩髋拉伸、抬臂行走等多种简单易行的锻炼方法，以预防为先；还有防误吸的吞咽锻炼、防肌少症的水瓶锻炼和毛巾锻炼、防痴呆的脑力锻炼、助睡眠的方法，以及更衣、淋浴、如厕等日常生活能力的锻炼，通过通俗易懂的图文表述清楚地展示给读者。而且，本书还介绍了日常可能会用到的急救和生活质量评估方法，实用性非常强。

整本书以图为主，简洁明了，生动活泼，非常适合居家的老年人自我锻炼，书中的锻炼动作基本没有门槛，只要老年人有主观愿望就能随时随地动起来。本书为健康老龄化赋予了新的内涵，也为老年人的家属、照护者及相关工作人员提供了一本有价值的参考书。

当前，我国已步入老龄化社会，60 岁以上老年人口比重不断攀升，庞大的老年人群给整个社会的医疗保健带来巨大负担。为积极应对人口老龄化的严峻挑战，老年人的医疗模式应由"被动就医"转变为"主动预防"。其实，人体的衰老是一个贯穿全生命周期的过程，任何时候开始提前预防都不为过，本书在老年人居家自我健康管理方面有独到之处，因其更侧重疾病的预防，完全符合从"以治病为中心"向"以健康为中心"的转变，对促进中国老年人的健康具有重大意义。

我极力向大家推荐本书，希望能为每一位老年人的健康生活增光添彩。

复旦大学附属华东医院院长

中国医师协会老年科医师分会副会长

上海市老年学学会副会长

2024 年 6 月

推荐
序三

　　和华东医院的结缘是在十多年前，那时我家中有两位九十多岁的老人住在华东医院的不同病房。为了让他们能见上一面，这里的医护人员特地安排轮椅，帮我的老姑妈裹上棉被，小心翼翼推着她下楼，与她卧床不起的弟弟见面。两位老人当时神志还清，但都挂着输液滴灌，说不出话。医护人员把轮椅推到最近，他们彼此用力抬起枯瘦的手，我不记得他们最后是不是牵着手了，但我看见姑妈眼角淌下泪水，嘴角仍留有微笑。他们和周围的人都知道，这是他们的最后一面。我想，他们也很感激医护人员为他们带来人生最后的温情。

　　后来得知这里的医护人员十几年如一日，为老年病人解决疾病和护理上的疑难问题，兢兢业业。我想，上海医疗水平较高，一定与这种良好的职业素养有关，这种传统就是靠许多他们这样爱岗敬业的医护人员传承着。

　　现在，王峥总护士长和洪维主任把她们长期医治、护理老人所积累的知识和经验编写成这本《动起来，防慢病：老年居家锻炼图文手册》。关于这本书的主要内容、特点，樊锦诗教授、保志军院长都已有精辟的论述，我就不重复了。我觉得特别可贵的是，从这些简洁的图片和文字中，可看到王峥总护士长和洪维主任等对老年人心理、情感的触摸。可想象这本书背后，有多少她们日常对患者关爱的场景。曾任我们华东师范大学党委书记的施平同志今年已113岁，就长期住在华东医院老年科病房，对她们的工作高度认可和赞赏。

记得今年参加新闻奖评选，上海广播电视台推荐了一篇作品，题目是《就要排她的队！医院"明星挂号员"人气高》，原来这名普通挂号员不仅动作快，且态度和蔼，对听力不好的老人会用手比画，告诉他们在几楼看病；找零钱时一元、一角地把硬币数到老人手里，所以老人们宁可排队也要找她挂号。稿子不长，细节生动，评委们最后投票使报道获奖。这让我们知道，进入老龄化社会后，老人们最渴望的是什么？社会最需要"动起来"的又是什么？谢谢王峥总护士长、洪维主任和她们的编写团队，真正"动起来"，给了我们许多父母、祖父母辈一本实用的图书，一本充满人文关怀的好教材。

资深媒体人　　

2024 年 6 月

我国人口老龄化形势严重，第七次人口普查结果显示，我国 60 岁及以上人口为 26 402 万人，占总人口的 18.70%，其中 65 岁及以上人口为 19 064 万人，占总人口的 13.50%。专家预计，我国人口老龄化的快速发展将持续到 2050 年，并且伴随人口基数大、高龄化、区域化、慢性病发病率高等特点，这将给我国带来巨大的养老负担以及经济问题。

在老年阶段，人们会经历不同程度的生理和心理变化。这些变化是一个人在生命历程中自然发生的生理和心理功能退化现象，通常在肢体功能、感官体验和认知思维等方面表现为明显退化。这些问题普遍存在于老年人群中，是每个老年人都必须面对的挑战。由于这些变化，老年人迅速成为社会的弱势群体，处于边缘地位，也由此成为社会关注和保护的对象。目前，比较公认的是，个体完全有可能脱离预期的衰老模式，而且至少在一段时期内可以推迟年龄增长产生的结果。

研究表明，与较少锻炼的人相比，积极锻炼的人（包括老年人）表现出更高的心肺功能和肌肉活力，拥有更为健康的身体。积极锻炼有利于人们预防慢性病，还有增强骨骼健康的效果。积极锻炼的老年人有更好的睡眠质量和更好的生活质量。虽然体育锻炼不可能阻止衰老过程，但适度的体育锻炼可以最大限度地减少衰老的规律性生理效应，并且可以限制慢性病和功能下降的发展，可以提高预期寿命，达到健康长寿的目的。

本书重点围绕老年人防跌倒、防误吸、防肌少症以及日常生活能力的锻炼，锻炼形式多样，图文并茂，让人耳目一新，可以随时随地根据自身需求进行不同模块的锻炼，在日常生活中创造一种锻炼的节奏和激情，保持和增强肌肉力量和心肺功能，预防跌倒和智力减退，以及改善不良情绪、减轻压力，养成锻炼的习惯并持之以恒。

本书内容丰富，深入浅出，通俗易懂，适合广大老年人及其家属、照护者阅读。对广大基层医务人员、社区卫生服务人员亦有裨益。

本书在编写过程中，得到了各位编委的大力支持，复旦大学附属华东医院院长保志军教授对本书高度评价并欣然写序，复旦大学附属华东医院白姣姣教授对全稿进行了审核，康复科李勇副主任技师给予全程专业指导，刘蕾老师对插图漫画进行绘制，在此一并表示衷心的感谢！

扫码看配套
锻炼视频

王　峥　洪　维

2024 年 6 月

目 录

防误吸——预防呛咳身体好

防肌少症——身体强健劲不小

练脑力——居家脑力康复操

助日常——轻松生活能自理

会自救——危急情况保平安

附录

准备篇

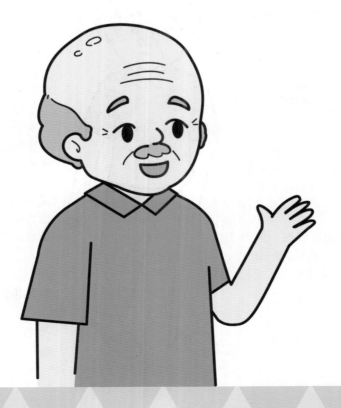

一、老年人生理心理特征

1. 身体特征的变化

上了年纪的老年人，在身体的各个部位表现出老年特征，除了皮肤皱纹、老年斑增多和弯腰驼背这些肉眼可见的外在变化之外，不可见的内在变化也同时进行。

皮肤
干燥、失去弹性、瘙痒、皮炎

耳
耳鸣、听力下降，尤其听不见高音

呼吸系统（肺）
肺活量降低、容易喘气、咳嗽

消化系统（胃、肠）
消化液分泌不足、消化吸收能力减退、肠蠕动减慢

泌尿系统（肾脏、膀胱）
膀胱萎缩、尿频、前列腺肥大（排尿困难）

腿脚
站立不稳、步行困难

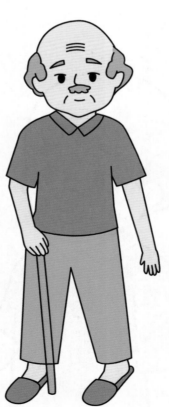

脑
健忘、记忆力减弱、思维速度减缓

眼
远视、视力减退（对红色仍敏感）、白内障和黄斑变性

口
牙齿脱落、唾液量减少、咀嚼和吞咽能力下降

循环系统（心脏、血管）
动脉硬化、血管狭窄、供血不足

肌肉骨骼
肌力减弱、骨量减少、骨质疏松、容易骨折

手
肌肉减少、握力下降

关节
软骨磨损、骨关节炎

2. 心理特征的变化

老年人除了身体上的变化，心理上也会出现很大程度的改变。上了年纪以后，生活作息因退休变得不规律，个人逐渐失去社会功能，孩子又各自独立，只剩夫妻两人甚至一人独居……诸如此类，都让年长者被迫面对环境的种种变化，很容易逐渐变得守旧、固执、自私等，没有了年轻时的开朗、活泼、积极。

（1）不安感

随着生理功能改变，难免会感到心中莫名焦躁不安，陷入孤独、多疑、以自我为中心等，都可以视为内心不安的表现，其实年长者可以向周围的人诉说自己的心情。

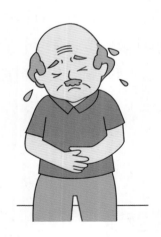

（2）无助感

深刻感受到身体衰弱造成的体力不支、疾病缠身，自己想要克服却无能为力，甚至会丧失活下去的勇气。尤其在生病时，容易失去希望，常常联想到死亡，变得被动依赖，毫无生气。

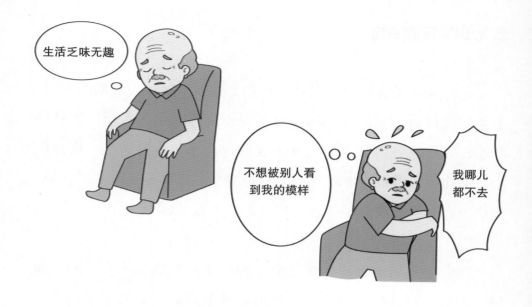

（3）疏离感

年长者由于退休后常年在家、行动不便、降低了与亲朋好友之间来往的频率，与社会脱节，使年长者产生伤感等情绪。长此以往，会演变成重大心理问题，甚至罹患抑郁症，所以老年人的家人平时需要多关心他们。

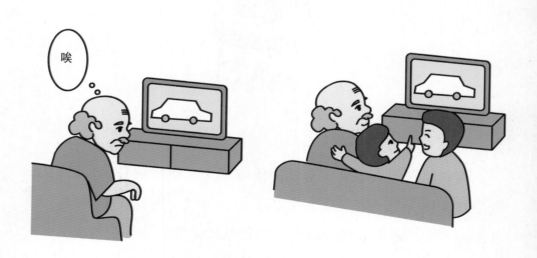

（4）自卑感

由于衰弱和疾病引起的部分或全部生活自理能力和环境适应能力丧失，离、退休后角色转换障碍，以及家庭矛盾等都是引起年长者自卑情绪的罪魁祸首。

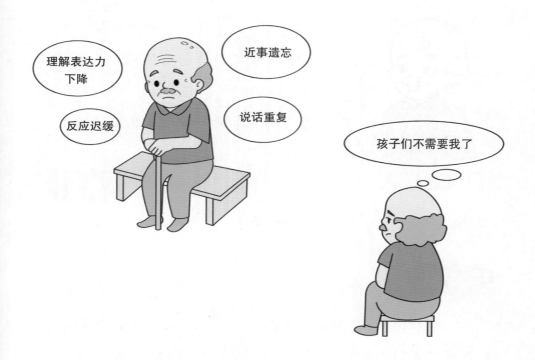

年纪大其实不全是坏事，虽然记不住新的事物，可是理解力和洞察力却胜于年轻的时候，只要愿意多花点时间，一样可以维持学习能力。有些年长者因为生命历练和性格的调整，中老年后反而表现得宽厚、谦虚、节制、博学、幽默、和蔼可亲、温厚练达，并不一定会往负面、消极的方向发展。年长者可以尝试新的学习和工作、参与社工活动等，从而发现新的生命意义，身边人也应该多给予他们鼓励和帮助。

二、身体状况功能评估

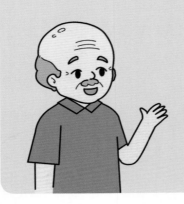

"现在一直提倡我们老年人要多运动、缓衰老，我也看到很多老人在跳广场舞、打八段锦。我也很想去锻炼，但我有高血压、冠心病、糖尿病还有骨关节炎，我能进行锻炼吗？"

提 问

· · ·

回 答

"老伯伯，大部分老年人都可以进行锻炼的。但在这之前，我们还要做一件事，那就是**进行运动前身体状况自我评估**，因为老年人或多或少存在着一些基础疾病，为了确保运动安全，并实现最佳健身效果，建议老年朋友们在开始运动前仔细阅读后面表格中的每一个问题，对自己的身体状况有一个初步的评估和了解。"

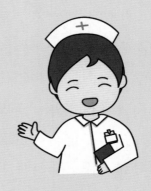

● 运动前身体状况自我评估表

1	您一周 2 次及以上心痛或胸痛吗？	（是 / 否）
2	您一周 2 次及以上感到头晕或严重的眩晕吗？	（是 / 否）
3	您在过去的 4 周内有被告知血压高吗？ 高压大于 180 毫米汞柱或低压大于 100 毫米汞柱吗？	（是 / 否）
4	您目前有一周 2 次及以上严重的骨、关节、肌肉疼痛的问题，以至于您想做些处理来减轻它（服药或者使用热疗、冰疗或其他治疗）？	（是 / 否）
5	您一周至少 2 次会感到严重的疼痛吗，以至于您想做些处理来减轻它（服药或者使用热疗、冰疗或其他治疗）？	（是 / 否）
6	您在做步行上山、上楼或者铺床之类的活动时会气短吗？	（是 / 否）
7	您一周跌倒 2 次及以上吗？	（是 / 否）
8	是否有上述没有被提到的其他身体上的原因？	（是 / 否）

● 如果您所有的问题都回答"否"，那意味着您目前的身体状况满足基本的运动安全要求，建议您积极参加运动健身。

● 如果您对一个或多个问题的回答为"是"，那意味着您目前的身体存在健康问题，独自运动会有较大风险。请您先咨询医护人员，并在专业体能教练的指导下进行锻炼。

● 如果您通过上述评定与筛查，身体没有制约运动的危险因素，那么就可以开始运动了。

三、居家康复锻炼的"六项注意"

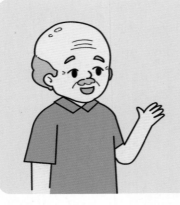

"美小护，我经过运动前的自我评估，目前的身体状况满足基本的运动安全要求，在锻炼时有哪些注意事项呢？"

提问

回答

"下面这六项居家康复锻炼注意事项请您牢记在心！"

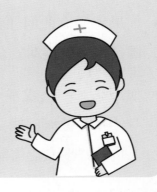

安全第一

居家健身可以强身健体，增强免疫力，但务必要注意居家健身的首要原则是"安全第一"，树立安全意识，注意自我防护。由于年龄的增长，老年人的身体机能会出现一定的退化，如运动器官的肌肉开始萎缩、韧带弹性减弱以及关节活动范围受限，这在一定程度上限制了运动能力的发挥，居家锻炼应在确保场地安全的情况下，选取与自身健身水平相符的动作，切忌强行运动和过度运动。

循序渐进

俗话说"冰冻三尺，非一日之寒"，锻炼也是如此。居家锻炼需要长期坚持，应该有计划、有步骤地进行，所以应先选择相对易开展的活动项目，再逐渐增加运动的量、时间、频率。且每次给予新的活动内容时，都应该评估老年人对于此项活动的耐受性。不宜过度追求运动量，日积月累才能达到良好的成效。

开始锻炼时，应注意控制运动量并使运动处在较低的强度，待身体适应后再逐步增加。如果运动时感觉到轻微出汗、运动后身体放松、睡眠质量增加，说明此时的运动量较为适宜，可以保持下去。同时，强度应该由低到高、由弱到强，循序渐进完成。

运动强度

我们可以使用一个简便的心率计算方法来确定适合老年人运动的强度，老年人的运动强度可以由靶心率来确定：

靶心率＝（220 －年龄）×（60%～85%）

高龄老人可以从 60% 来进行锻炼。

营养与睡眠

充足的营养摄入是维持人体功能正常运转的基本条件，对于参加健身运动的人来说更是如此。锻炼需要每日补充足量的碳水化合物、蛋白质以及各种微量元素（如钙、铁、锌等），注重营养搭配，合理膳食，不要暴饮暴食，根据自己的身体情况和运动强度合理安排。此外，应保证充足的睡眠时间，以保持良好的精神状态。

锻炼时间

老年人锻炼的时间以每天 1～2 次、每次半小时左右、一天运动总时间不超过 2 小时为宜。锻炼时间可选择在天亮见光后 1～2 小时进行。此外，从人体生理学的角度看，傍晚锻炼更有益健康。无论是体力的适应力还是敏感性，均以下午和黄昏时为佳。空腹和饭后则不宜立即锻炼，因为锻炼可减少对消化系统的血液供应及兴奋交感神经，从而抑制消化功能，进而影响消化吸收。夏季户外锻炼要防止中暑，冬季则要防止跌倒和感冒。

损伤处置

在锻炼前应做适当的适应性练习，防止肌肉拉伤，结束后需进行 5 分钟左右的放松运动。当发生运动损伤后，需要马上进行临场处置，目前常规的做法是遵循"PRICE"原则（见下图）。冰敷在运动损伤的初期非常关键，可以达到止血、消肿及止痛的目的，冰敷时要避免冰块直接与皮肤表面接触，单次不超过 20 分钟，冰敷时观察皮肤情况，防止皮肤冻伤。若伤后48 小时依然有明显的肿痛，或损伤时听到关节部位有"嘭"的撕裂感或断裂声，则需尽快去专科医院就医，评估损伤程度，决定下一步治疗。

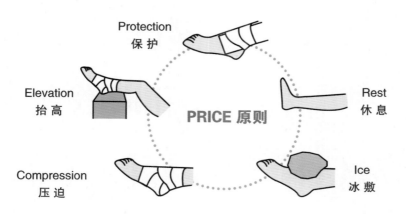

防跌倒

——多多锻炼不摔跤

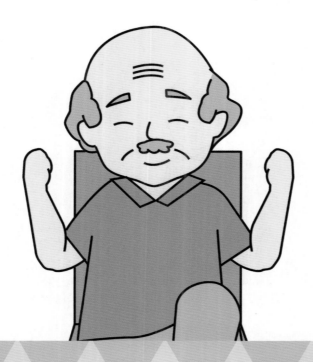

一、脚踝锻炼

跌倒最主要的原因之一就是抬脚动作不充分，脚踝无法背屈，脚趾抬高不足，小小的台阶都会导致绊倒。**预防跌倒最好的方法就是多锻炼，脚踝锻炼就是其中之一。**

老年人在平时生活中，特别需要注意房间与房间之间那 1～2 厘米高的小台阶。有时候由于脚踝无法背屈，造成脚趾抬不高，很容易绊倒。为了防止被小台阶绊倒，不妨通过锻炼来增强脚踝力量、提高脚踝灵活性及稳定性。

1. 直腿抬高

坐位，单腿伸直抬起，脚跟离地 10～15 厘米，左右腿交替进行。

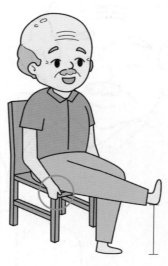

脚向上抬高
10~15 厘米

2. 上下绷脚

单侧脚踝有意识地上下绷脚，同时想象自己抬脚跨过台阶的动作。向下绷紧脚背，停留3秒，放松；向上勾起脚背，停留3秒。左右交替，各做10次。

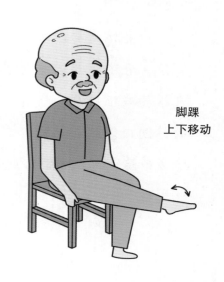

脚踝
上下移动

3. 脚踝转动

慢慢地顺时针转动10次，再逆时针转动10次。左右交替，各做10次。

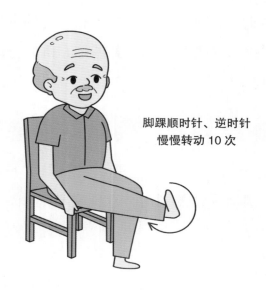

脚踝顺时针、逆时针
慢慢转动10次

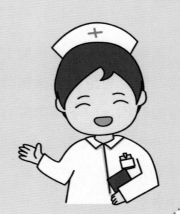

美·小·护叮嘱

　　如果转动有困难，可以先转动5次，循序渐进；如果感觉疼痛，可尽量减小幅度，在自己感觉舒适的范围内锻炼。偏瘫患者也要尽可能多锻炼，可以先锻炼健侧。

二、踏步锻炼

　　大腿抬高踏步，是防止走路摔跤的基本动作。但预防跌倒并不只是具备行走能力就行了，还需要同时完成不同的任务，如走路时自己的步态、观察来回的车辆和身边的突发情况。**因此，在踏步锻炼时候，还需要多种任务锻炼，例如一边踏步一边可以配合拍手练习。**

1. 大踏步

　　坐位，摆动手臂的同时，双腿交替踏步，尽可能抬高大腿。重复动作 20 次。

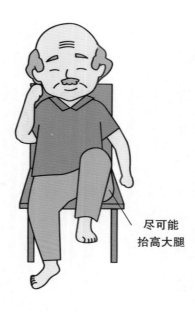

尽可能
抬高大腿

2. 加上拍手动作

一边踏步，一边加上拍手，一只脚触地的同时拍手，做 10 次。

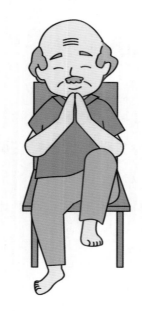

在胸口拍手

美·小·护叮嘱

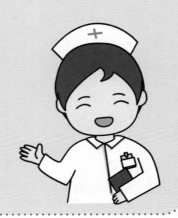

同时做拍手和踏步动作会增加锻炼难度，一开始可以慢慢尝试着锻炼，随着动作的熟练，我们会有一个较好的锻炼效果。

如果掌握了以上动作，我们还可以尝试变化动作，一边踏步，当一只脚触地时，一边双手可以依次做"石头""剪刀""布"的形状，做10次。

髋关节置换患者禁做！

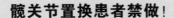

三、踏步重心转移锻炼

如果你在散步时就要与突然蹿出的自行车相撞怎么办？如果你在去厕所的路上脚底打滑怎么办？在试图跨过台阶时跟跄不稳怎么办？这项锻炼可以通过跨步动作增加平衡支撑面，爆发瞬间力量，稳定重心，保持身体平衡，在上述紧急情况下就能有效避开危险。

1. 打开双腿

　　双腿打开，与肩同宽。在室内不要穿袜子和拖鞋，否则容易滑倒。

2. 脚向前迈步

　　身体稍向前倾，右脚向右前方迈出，把重心前移放在右脚上，重复 10 次。左脚做同样的动作 10 次。

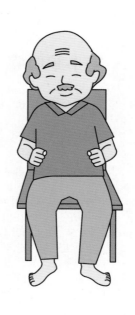

3. 加上踏步动作

　　在原地踏步的同时，大喊"小心！"右脚向右前方迈出，重复 5 次。左脚做同样的动作 5 次。

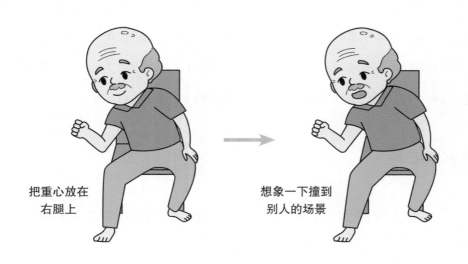

把重心放在
右腿上

想象一下撞到
别人的场景

美·小·护叮嘱

在经过多次锻炼后，站起来原地踏步，想象你撞到别人的场景。试着按照前、后、左、右的模式分别想象对方走来的方向。当你的脚改变迈出的方向时，就是在做重心转移锻炼。

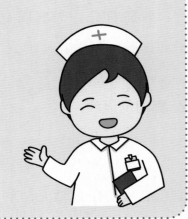

四、肩髋拉伸锻炼

肩部和髋关节运动锻炼对行走时稳定步态非常重要，为了能平稳地走好每一步，需要改善肩部的动作，使手臂能够稳定地摆动，维持平衡。同时，在启动迈步时，良好的髋关节运动也很重要。在这个动作锻炼中，就像在拉伸肩关节和髋关节，同时要注意动作幅度，可以尝试在吃饭前或看电视时进行锻炼。

1. 拉伸右肩

双手支撑膝盖，右肩向身体中央倾斜，拉伸肩部和髋关节保持 10 秒钟，自己可以感受到明显的拉伸。

2. 拉伸左肩

左肩重复动作 1，保持 10 秒钟。

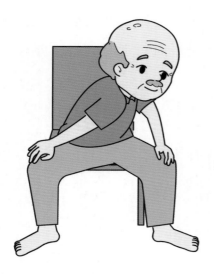

手支撑膝盖

均匀呼吸
感受有效拉伸

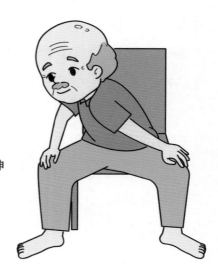

美·小·护叮嘱

保持呼吸均匀，感受明显拉伸，拉伸范围保持在舒适而不疼痛的程度。在左右肩部拉伸时，可以将脖子转向同侧方向，这样也能拉伸颈部。

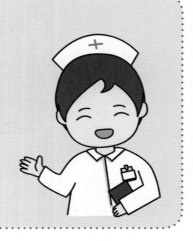

五、抬臀行走锻炼

　　随着年龄的增长，我们的肌肉力量会逐步降低，步伐也会逐渐变小。步伐过小容易被绊倒或滑倒。髋关节的良好运动对迈步很重要。无论是在抬臀行走锻炼中，还是平时行走时，自己要有意识地去锻炼髋关节。

1. 右臀向前迈一步

　　深坐在椅子上，右侧臀部抬起 5 厘米，稍稍向前下方移动，臀部向前迈一步。

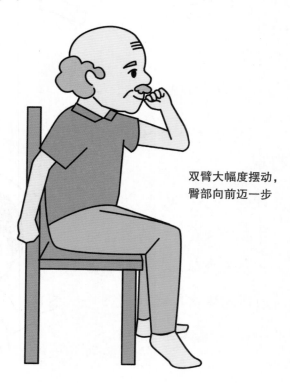

双臂大幅度摆动，
臀部向前迈一步

2. 左臀向前迈一步

左侧臀部抬起 5 厘米，稍稍向前下方移动，左、右臀部交替进行，直到坐到椅子前部。

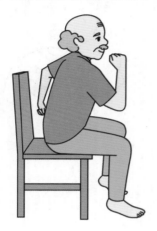

小心不要
从椅子上滑落

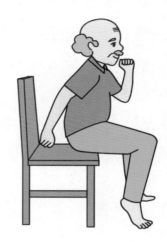

3. 右臀向后迈一步

坐在座位前方，右臀抬起 5 厘米，稍稍向后移动，然后放下。左、右臀部交替重复进行。前后来回共 5 次。

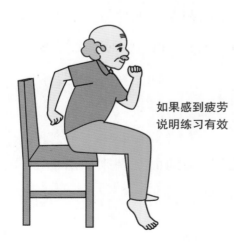

如果感到疲劳
说明练习有效

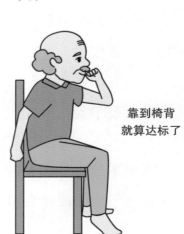

靠到椅背
就算达标了

美·小·护叮嘱

如果感到难以保持平衡，可以在椅子周围增加保护措施再进行锻炼。臀部能移动的步子越大越好。锻炼时，需要随时注意椅面宽度，防止跌倒。

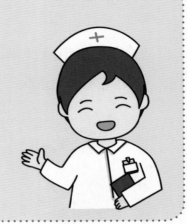

六、感官刺激锻炼

五感包括视觉、听觉、触觉、味觉和嗅觉。五感也会受到衰老的影响日渐减退，不能因为年纪大了就听之任之，可以通过锻炼来训练感官。

足底的触觉就像传感器一样用以判断地面状况，在预防跌倒发挥着重要作用，可以通过有效的锻炼来刺激五感，延缓衰老。

1. 刺激足底感觉

双脚平放在地面，左、右脚底贴着地面交替来回滑动20次。感受足底与地面接触后因摩擦而发热。

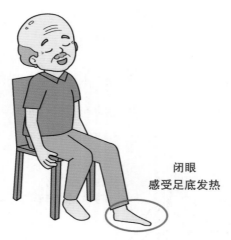

闭眼
感受足底发热

2. 刺激下半身感觉

抬高大腿，用力跺脚 20 次。

感受运动对骨骼、踝关节和膝关节本体感受器的刺激，左、右腿交替进行。

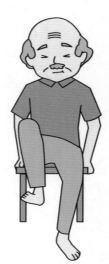

闭眼
噔－噔－噔

3. 刺激嗅觉

闻一闻周围的气味持续 15 秒钟，感知周围不同的气味，如烹饪、洗衣和自己身上的气味等。

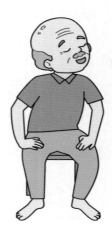

闭眼
嗅闻周围的气味

4. 刺激听觉

集中注意力，聆听周围的声音持续 15 秒钟。听听室外的汽车声、鸟叫声、空调声等，专注于平时没有注意到的声音。

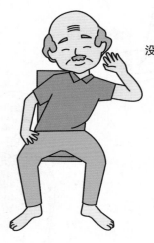

闭眼
专注于你平时
没有注意到的声音

美小·护叮嘱

带着任务观察周围环境，比如在自己的身边找到五个红色物体等，这将刺激自己的视觉；进餐时，闭上眼睛可以刺激自己的嗅觉。

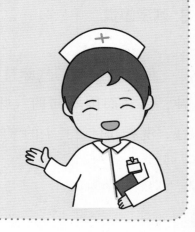

防误吸

——预防呛咳身体好

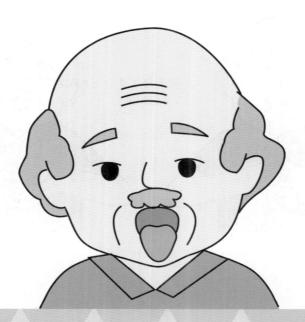

一、手指锻炼

随着年龄的增长，老年人手指精细活动能力逐渐退步，难以用筷子和汤匙进食。在手指锻炼中，双手手指做圆周运动，这些锻炼可以随时随地进行，当养成习惯后，不用看也能顺畅自如地做手指锻炼。这些锻炼会让我们保持轻松自如的吃饭状态，享受吃饭的乐趣！

1. 转动拇指

将双手食指、中指、无名指和小指的指腹对齐，拇指向前做圆周运动旋转 10 次，然后再向后做圆周旋转 10 次。

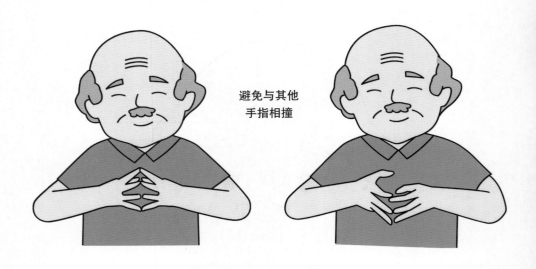

避免与其他
手指相撞

2. 其他手指锻炼

用食指、中指、无名指和小指重复圆周旋转锻炼。注意保持手的形状，除了要旋转的手指外，其余手指指腹要对齐。

转动无名指会有些困难

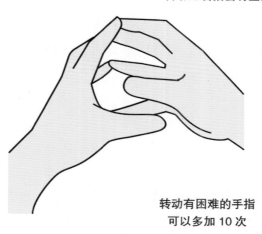

转动有困难的手指
可以多加 10 次

美·小·护叮嘱

当我们逐渐失去在年轻时可以轻松做成某种事情的能力时，会让我们感到沮丧和不安，与其有这种想法，不如让我们积极行动起来。

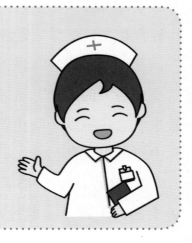

防误吸——预防呛咳身体好

二、吞咽锻炼

随着年龄的增长，唾液量会减少，口腔和喉咙的肌肉力量也会减弱。唾液量减少会导致消化不良和口腔干燥，使食物从口腔转移到食道变得更加困难。肌肉无力会导致吞咽困难，食物容易卡在喉咙或意外进入气管内。为了安全进食，除了养成良好的口腔卫生习惯外，还必须加强吞咽功能锻炼。咀嚼和吞咽功能可以通过口腔锻炼得到保持和改善。

1. 发音锻炼

发"pa"音时，将上下唇紧闭，然后打开。这个发音是锻炼嘴唇紧闭的能力。将食物向口中运送，为了不让食物从嘴里掉出来要紧闭嘴唇，进行吞咽。

发"ta"音时，将舌尖紧贴上前齿的内侧，然后离开。这个发音是锻炼舌头向前方的运动。通过舌头将食物送入口中，舌头压碎食物向口腔深处运送，有助于吞咽动作。

发"ka"音时，将舌头向喉咙的方向靠近。这个发音是锻炼舌头向后方的运动。通过舌头将被运送到喉咙的食物继续向食道推送，它还有助于防止误吸，因为当食物卡在喉咙里时，它能给你力量咳出。

发"la"音时，将舌头紧贴上颚然后离开。这个发音是锻炼舌头的向上运动。通过改善舌头的运动，从而有力量将食物推送到喉咙后部，并有助于吞咽动作。舌头也可抵住牙齿发音辅助锻炼。

（1）依次唱出"pa、ta、ka、la"

每个音节都要清楚发声，"pa、ta、ka、la"各 10 次。熟练后，可加快速度。

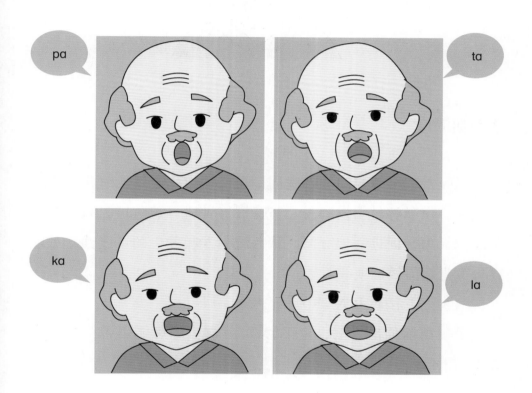

（2）在唱出"pa、ta、ka、la"后，增加伸舌动作

在发"pa"音后伸舌，发"ta"音后伸舌，发"ka"音后伸舌，发"la"音后伸舌，重复锻炼 5 次。

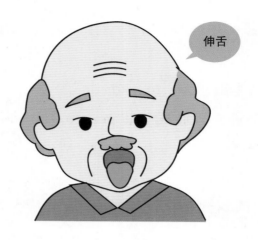

2. 舌肌锻炼

　　误吸是指由于口腔和喉咙周围肌肉无力，导致唾液或食物进入气管。误吸容易引发肺炎。坚持锻炼舌肌可预防口腔和喉咙周围肌肉无力，促进唾液分泌，从而减少误吸发生的可能性。可以在每次吃饭前做这项锻炼。

　　（1）上下移动舌头

　　尽量向前伸出舌头，上下移动 10 次。尽可能用舌头去触碰鼻子和下巴。

（2）左右移动舌头

尽量向前伸出舌头，左右移动 10 次。

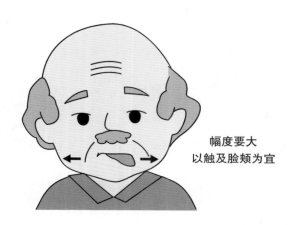

幅度要大
以触及脸颊为宜

（3）转动舌头

尽量向前伸出舌头，顺时针转动 5 次，逆时针转动 5 次。

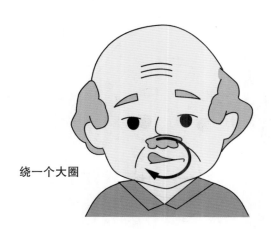

绕一个大圈

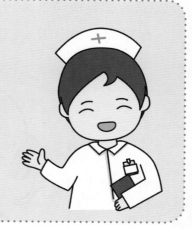

美·小·护叮嘱

锻炼舌头的时候，可以感觉到口腔周围的肌肉在一起运动，唾液在分泌，想象自己正在咀嚼和吞咽食物。

（4）舌头自主锻炼

舌头在上唇和牙龈之间左右移动 10 次；在下唇和牙龈之间重复同样的动作锻炼 10 次。

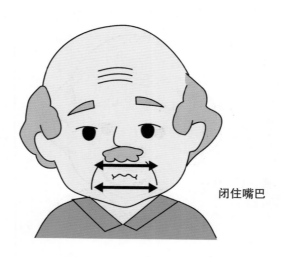

闭住嘴巴

（5）舌头按压

用舌头按压上嘴唇，用舌头按压下嘴唇。上、下各按压 5 次。

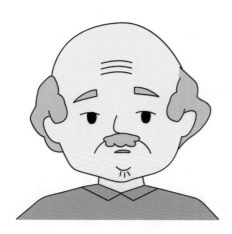
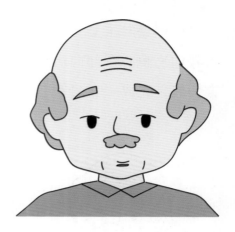

用舌头交替按压左右脸颊。上、下各按压 5 次。

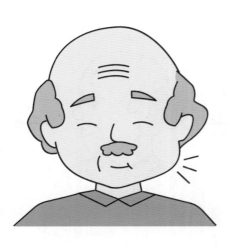
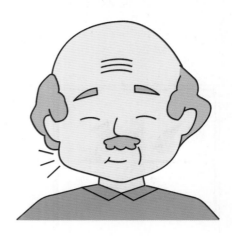

3. 吞咽体操

（1）头颈体操

　　头颈先向左上方伸展，再向右上方伸展；头部水平转向左侧，再转向右侧；颈部向后仰，再低头；最后，头颈向左下方和右下方伸展，完成一套"米字操"，共做 5 组。

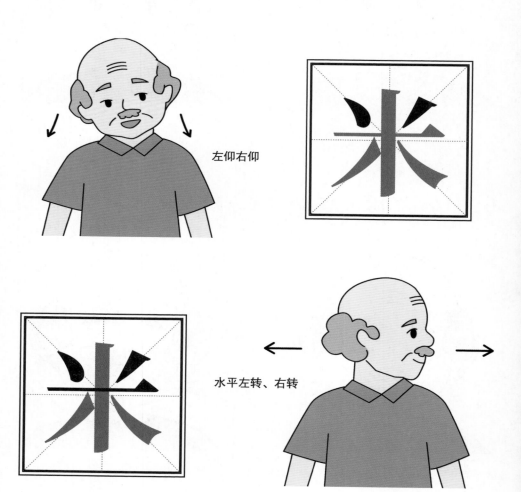

左仰右仰

水平左转、右转

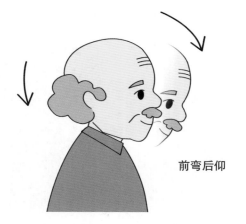

前弯后仰

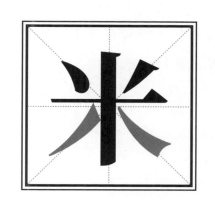

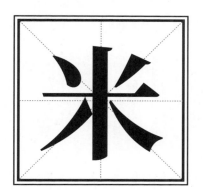

左下、右下
45 度转动

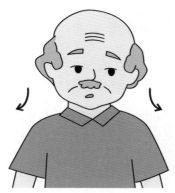

（2）肩部体操

肩部向上运动，提肩，然后放松，做 10 次。

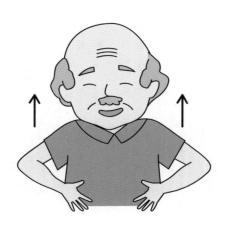

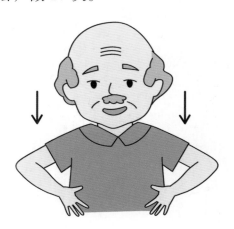

（3）吞咽唾液锻炼

将唾液含在口中，大口吞咽。连续吞咽 5 次。

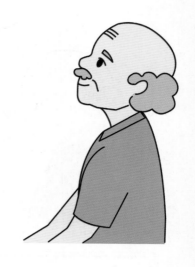

4. 面部体操

（1）微笑动作

闭上双眼，深吸一口气，将嘴唇横向拉伸，抬起脸颊，做微笑动作，保持 6 秒。

（2）保持表情夸张

尽可能睁大双眼和张大嘴巴，保持 6 秒。

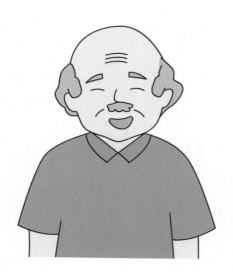
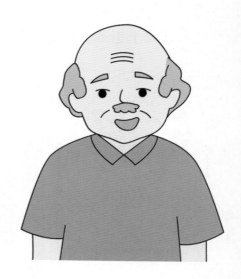

（3）左右鼓腮

闭紧双唇并鼓腮，空气在两腮之间左右运动，运动左右面颊，保持 6 秒。

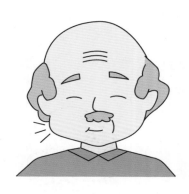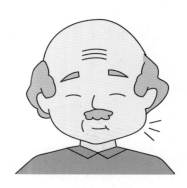

5. 腺体按摩

如果感觉唾液分泌减少、难以吞咽时，可进行唾液腺按摩。

（1）腮腺按摩

用 4 根手指轻轻按摩耳朵前方腮腺的位置，按摩 20 次。

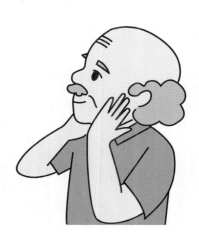

（2）颌下腺按摩

颌下腺位于下颌角下面，将双手拇指放在该处，轻轻按压并旋转按摩，按摩20次。

（3）舌下腺按摩

舌下腺位于下颚突出部位内侧的凹处（下巴下方），将双手拇指放在该处，朝上方轻轻按压并旋转按摩20次。注意不要按压到喉咙。

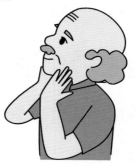 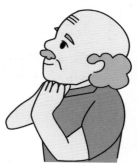

美·小·护叮嘱

防止误吸有效的方法是通过加强锻炼来增强吞咽功能。吞咽唾液锻炼是含着唾液做吞咽的动作。为了使唾液更容易分泌，建议将前面介绍过的舌肌锻炼配合此套锻炼同步进行。养成每天饭前锻炼的习惯，坚持不懈。

做吞咽锻炼时，应保持注意力集中，防止误吸。

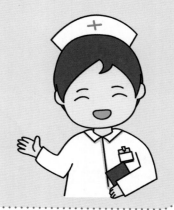

防肌少症

——身体强健劲不小

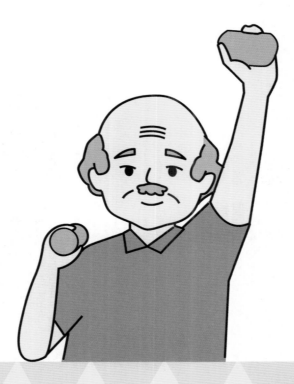

一、水瓶锻炼

在锻炼中把塑料瓶当作哑铃一样去使用。通过锻炼，加强手臂、肩部和胸部肌肉的力量，让肘部自如弯曲和伸展。这个锻炼动作在日常生活中非常实用，例如提购物袋、晾晒和收纳衣物以及抱孩子等都需要做这些动作。

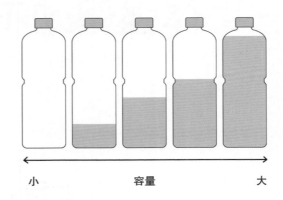

小　　　　　　　容量　　　　　　　大

1. 屈臂锻炼

（1）准备动作

双手各持一个塑料瓶，掌心朝上，手臂夹紧身体两侧。

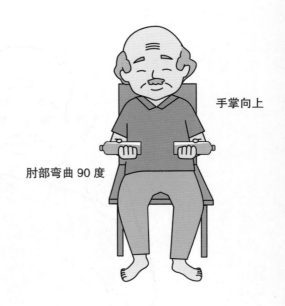

手掌向上

肘部弯曲90度

（2）肘关节屈伸动作

双臂交替做肘关节屈伸运动。两侧重复 20 次。

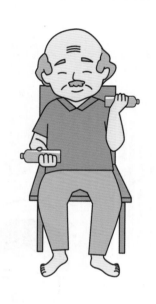

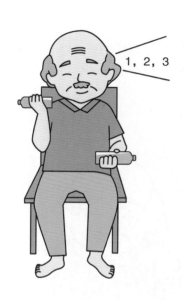

像举哑铃
一样运动

1, 2, 3

2. 摆动锻炼

双手握住塑料瓶，双臂夹紧身体两侧，屈曲肘关节呈 90 度，掌心相对。双臂交替上下曲肘摆动塑料瓶，持续 20 秒。

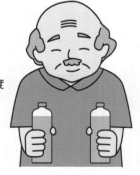

肘部弯曲 90 度

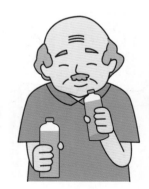

上下摆动

3. 扩胸锻炼

双手各握住一个塑料瓶，手臂向前伸直，掌心相对，双臂向两侧伸展打开，停留 5 秒，然后回到起始姿势。重复 10 次。

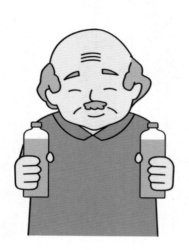

肘关节不要
过于紧张

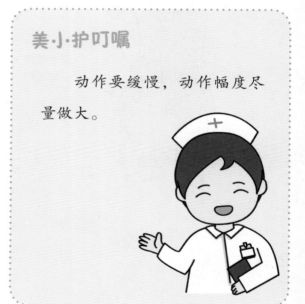

美·小·护叮嘱

动作要缓慢，动作幅度尽量做大。

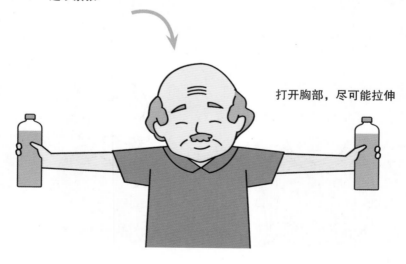

打开胸部，尽可能拉伸

4. 抬举锻炼

双手各握一个塑料瓶，肘关节屈曲，将瓶子置于肩部上方。单侧肘关节伸直，上举过头，停留 5 秒。左右交替 20 次。

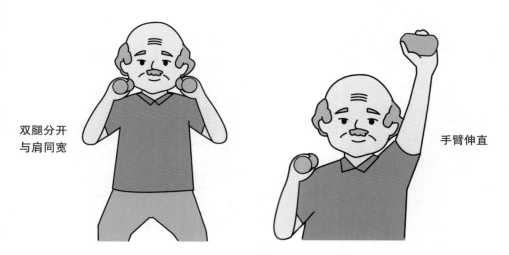

双腿分开
与肩同宽

手臂伸直

5. 转动锻炼

在转动前臂锻炼中，用两个塑料瓶辅助练习，可以保持腕关节正常的活动范围。这个锻炼在日常生活中非常有用，例如拿茶杯、用筷子和转动门把手等。

（1）准备动作

双手握住塑料瓶，掌心向上，上臂夹紧身体两侧。

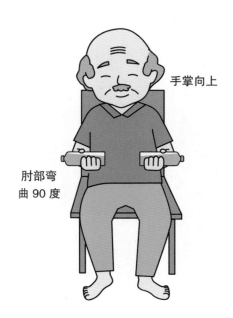

手掌向上

肘部弯
曲 90 度

（2）转动手腕

将塑料瓶向内倾倒，然后回到起始姿势。重复 20 次。

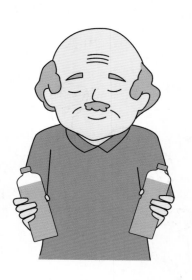

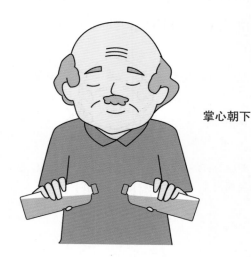

掌心朝下

美·小·护叮嘱

即使身体其他部位活动不便，也可以做此项锻炼。如果关节长期不动，其活动范围就会受到限制，因此要养成每天多活动关节的习惯。

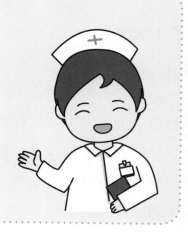

6. 拳击锻炼

　　用拳击锻炼来缓解压力，当待在家里的时间逐渐增多时，会感到情绪低落和沮丧，这可能是缺乏运动所致。因此，每天增加运动量，可以缓解压力、改善食欲并提高睡眠质量。拳击锻炼是用两个塑料瓶来锻炼出拳的动作。把每天的压力都发泄出来，保持良好的心情。

　　（1）准备动作

　　双手各握住一个塑料瓶，举至胸前。

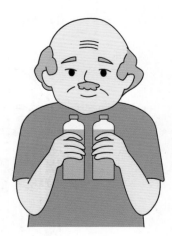

根据自身承受力
来调整水量

　　（2）交替出拳

　　两侧交替出拳，交替 10 次。

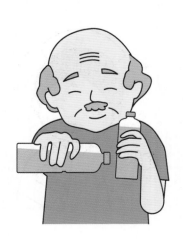 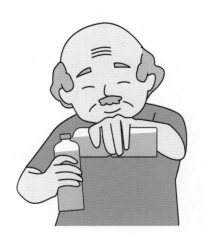

二、毛巾锻炼

　　用毛巾做体操可以慢慢拉伸随着年龄增长而变得反应迟钝的肌肉和关节，可以有效地增强老年人的肌肉力量，放松紧绷的肌肉，改善血液循环，增强柔韧性和协调性等身体素质，同时对紧张、僵硬的肌肉起到放松作用。毛巾柔软轻便，易于使用，不易受伤，是理想的锻炼工具。

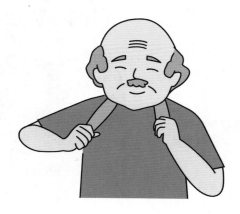

工具：
一条毛巾
（建议长度不少于 105 厘米）

美·小·护叮嘱

　　毛巾可以发挥"杠杆原理"作用，即使用力很弱，也能产生一股坚实的拉伸力。不妨在家里随时把毛巾挂在脖子上，一有空闲时间就准备做运动。

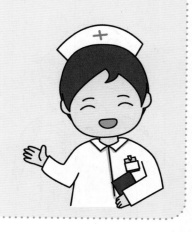

1. 坐位转体

挺直背部，双手前伸，双手平举抓握住毛巾两端。腰部左右旋转 10 次。

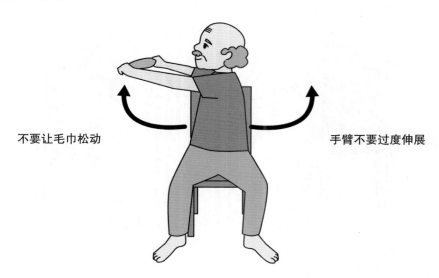

不要让毛巾松动　　　　　　　　　手臂不要过度伸展

美·小·护叮嘱

人体背部弯曲弧度过大称为"驼背"。驼背增加了脊柱骨折的风险，还会使内脏受压，引起食欲不振。驼背的成因除了骨质疏松或胸椎病变等外，老年人背部肌肉力量逐步减弱也是主要的原因之一，可以通过上述锻炼来预防和改善。

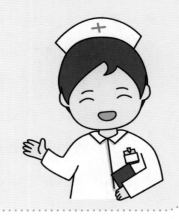

2. 坐位侧屈

双手握紧毛巾两端，尽可能上举过头。左右侧屈各 10 次。

打开腋窝　　　　　　　　　　　　　　　　深呼吸

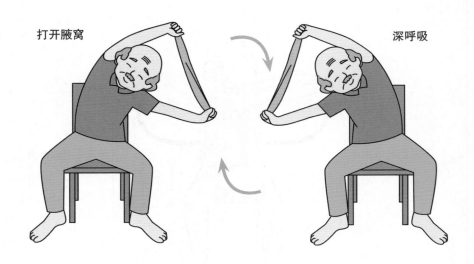

美·小·护叮嘱

如果意识到自己有驼背，请及时调整姿势，预防及纠正错误的姿态。侧屈运动是使用毛巾来增加背部和腰部的柔韧性。这些锻炼类似于拉伸动作，可以在洗完澡后进行锻炼。

如果有条件，可以尝试站着做锻炼，会让我们更清晰地感受到背部和腰部的拉伸，也有助于维持平衡，但在锻炼时需注意防止跌倒。

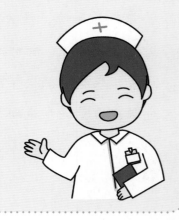

3. 折叠毛巾

（1）折叠毛巾

双手平举，握住毛巾两端，仅用手指对毛巾进行扇形折叠。

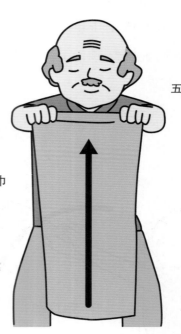

五指用力

垂直握住毛巾

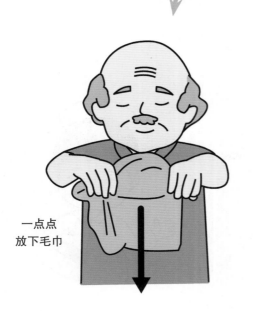

一点点
放下毛巾

（2）放下恢复

调整手指的力量，逐渐将折叠的毛巾一点一点恢复放下，直至恢复原状。每天练习5次。

4. 旋转毛巾

（1）旋转毛巾

右手捏住毛巾的一端，转动手腕，使其旋转。顺时针、逆时针各转 10 秒钟。

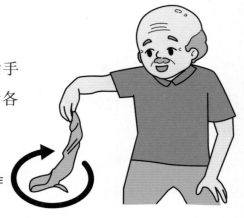

注意手腕的动作

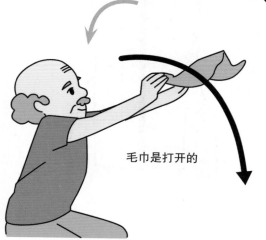

毛巾是打开的

（2）甩动毛巾

双手握住毛巾两端，将其上举过头，然后向前、向下摆动，以此方式上下甩动毛巾 10 次。

美·小·护叮嘱

一定要在不引起关节疼痛的程度内进行锻炼。

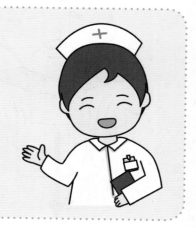

5. 肩部旋转

如果长期保持同样的姿势，肌肉会变得紧张，更容易引起肩部不适。此时，就应该活动肩膀和肩胛骨，起到缓解肌肉紧张的作用。经常做此类动作，有助于改善长期肩部僵硬的症状。

（1）准备动作

将毛巾折成细卷，挂在脖子上，双手握住毛巾两端。

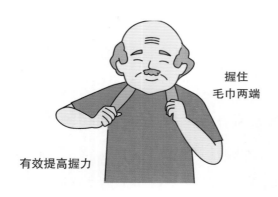

握住
毛巾两端

有效提高握力

（2）旋转肩部

右肩旋转 10 次，反向旋转 10 次，做绕圈动作。左肩旋转 10 次，反方向旋转 10 次，做绕圈动作。每次旋转范围由小到大。

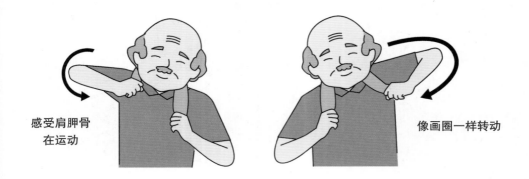

感受肩胛骨
在运动

像画圈一样转动

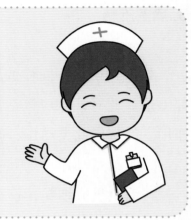

美·小·护叮嘱

在做旋转动作时，动作幅度从较小范围开始，逐渐增加到所能承受的最大幅度。可以养成每天洗澡后用毛巾锻炼的习惯。

6. 脚趾锻炼

脚趾和足底在平衡整个身体和帮助人体稳健迈步方面发挥着重要作用。在锻炼脚趾和足底运动中，将毛巾拉向自己的动作可以锻炼脚趾和足底的肌肉，这有助于增强脚趾和足底的力量，防止跌倒。

（1）准备动作

将毛巾铺于地板上，双脚轻踩在毛巾上。

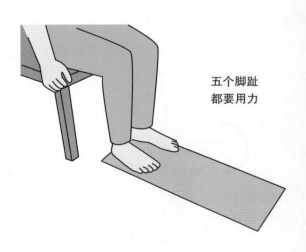

五个脚趾都要用力

（2）脚趾抓握毛巾

双脚同时放在毛巾一端，五个脚趾同时用力，轻轻抓握，直到拉进所有毛巾。

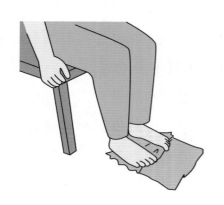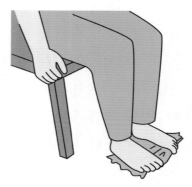

美·小·护叮嘱

在锻炼过程中，如果感觉到脚趾有酸胀感，是正常的生理现象，说明锻炼产生了效果，可以稍做休息后再继续，同时注意观察自我感受。

如果站立锻炼，手要扶住相对牢固的物体（如墙或桌子），以免失去平衡，发生跌倒。

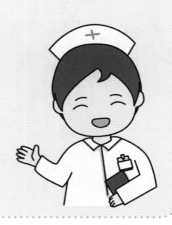

想要取得较好的锻炼效果，应注意每个动作都应平稳地完成，速度太快反而效果不佳。

7. 抛接毛巾

　　在抛接毛巾锻炼中，毛巾被抛出，然后在适当的时候接住。接住投掷物的动作具有很高的挑战性，我们必须用眼睛迅速查看投掷物，预测其下落速度并抓住它。在抓取时，我们的重心会发生小范围的迅速移动，这样有助于提高平衡能力。

　　这项锻炼可以训练自己的反应能力和注意力，以避免在突发情况时增加摔倒的风险。例如，当你没有站稳，踉跄地跨出一步时，或者要立即避开突然蹿出的自行车或小动物时，需要有足够的反应能力，防止失去平衡，意外跌倒。

　　将毛巾在中间打结。将绑好的毛巾向上扔。当毛巾落到胸前时，接住毛巾。左、右手各重复 10 次。

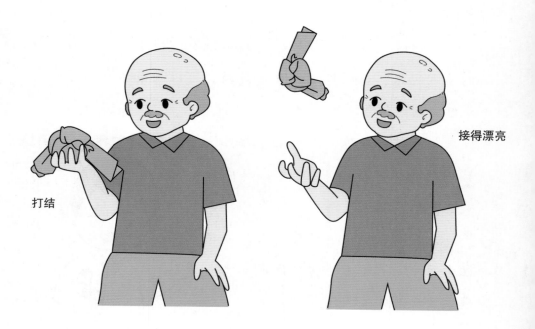

打结　　　　　　　　　　　　　　　　　接得漂亮

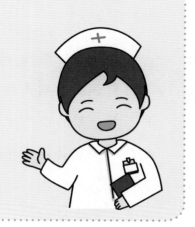

美·小·护叮嘱

　　在锻炼之前，先检查一下周围环境，看看是否存在其他物体会阻挡或干扰毛巾运动，避免发生危险。开始时将毛巾扔得低一些，等适应了这个动作后，再逐步提升高度。

三、报纸棒锻炼

　　报纸棒锻炼是一种简单而有效的健身方法，通过锻炼身体的柔韧性、肌肉力量和协调性来提高身体素质。报纸棒锻炼可以帮助塑造身体线条，增强肌肉力量，改善体态，预防和缓解关节疼痛。通过持之以恒地进行报纸棒锻炼，老年人可以提高身体的灵活性，保持健康的体魄。

制作报纸棒

　　首先，打开报纸，从边缘处将报纸卷起。将卷好的报纸棒用胶带粘住边缘，以防报纸棒裂开（建议使用白色胶带）。然后，在报纸棒两端和中间的三个部位贴上醒目的颜色（如红色）。如果没有胶带，也可以用记号笔做标记。做记号是为了方便更直观地看到手拿捏的位置。

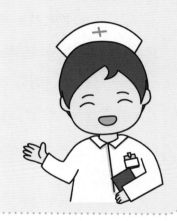

美·小·护叮嘱

　　制作好一根报纸棒后，若无损坏，可长期使用。可以把它放在房间内显眼的地方，随时拿取锻炼。如果需要了解自己的锻炼效果，或是觉得锻炼陷入了瓶颈，可以试着对着镜子锻炼，我们会发现自己的运动量没有想象中那么大，而且身手会比以前更加灵活，这将给我们带来更大的动力！

1. 挥舞锻炼

（1）准备动作

　　单手握住报纸棒的一端，大幅度向前方挥动。

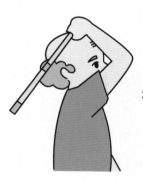

注意弯曲手肘和手腕

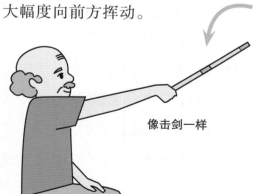

像击剑一样

（2）挥动后停住

　　向下挥动报纸棒后停住，使其不晃动。左右手各重复10次。

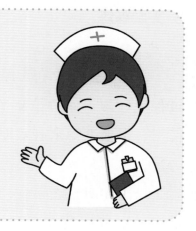

美·小·护叮嘱

　　注意动作不要太剧烈，向下过分用力摆动时可能会伤到肩膀。

2. 摆动锻炼

　　双手握住报纸棒的两端，前伸至膝盖前方，左右大幅度摆动，感受腰部的扭转。左右来回做 20 次。

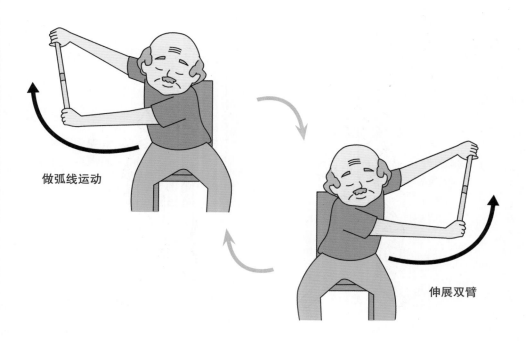

做弧线运动

伸展双臂

3. 夹腿锻炼

跌倒不仅发生在走路时，也可能发生在从椅子或床上站起的过程中。为了保持站立平衡，维持腿部和臀部的肌力非常重要。使用一根报纸棒来有效地锻炼大腿内收肌群，提高臀部和大腿的力量。

（1）在两腿之间放一根报纸棒

将报纸棒放在大腿之间，用力夹紧双腿，保持 10 秒钟。

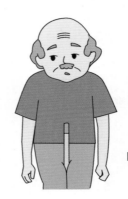

向内挤压

（2）用大腿夹住报纸棒

分开双腿，一手扶椅子，另一手捏住报纸棒一端，拿起，与脸部平齐后放开手指，使报纸棒垂直落下，用大腿尽可能夹住下落的报纸棒中心。重复 10 次。

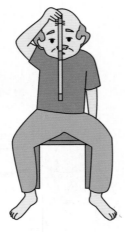

双腿打开
约 30 厘米

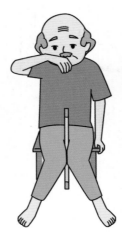

接得漂亮！
反应能力提高了

4. 提拉锻炼

　　将报纸棒放在两腿之间夹紧。右手握紧报纸棒，向上提拉。左手重复，每次保持 10 秒钟，做 1 组。

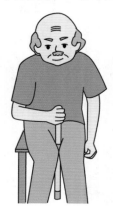

大腿夹
右手拉

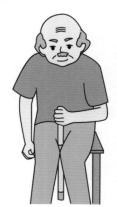

左手也要
握紧提拉

5. 抬腿锻炼

（1）触碰报纸棒

　　双手握住报纸棒的两端，提起与肚脐持平。将双腿交替抬高，大腿触碰到报纸棒，然后放下。左、右各重复 10 次。

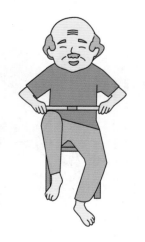

用大腿触碰

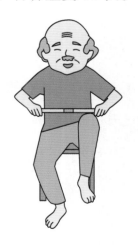

背部保持挺直

（2）报纸棒移动

双手扶住椅子，双腿夹住报纸棒，抬起双腿后缓慢放下。重复 10 次。

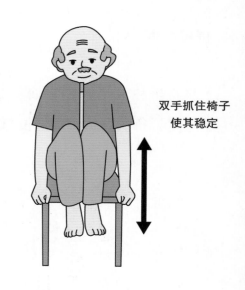

双手抓住椅子
使其稳定

6. 脚踝锻炼

将报纸棒放在脚踝上，双手抓住椅子，抬高双腿，勾起脚尖，保持 6 秒。

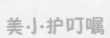

保持姿势
以免掉落

双手抓住椅子

美·小·护叮嘱

老年人特别是高龄老人，每周至少要进行 2 次肌力锻炼，每次锻炼 15 ~ 20 分钟！

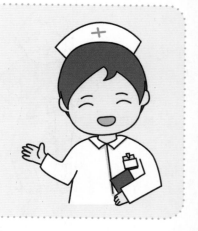

练脑力

——居家脑力康复操

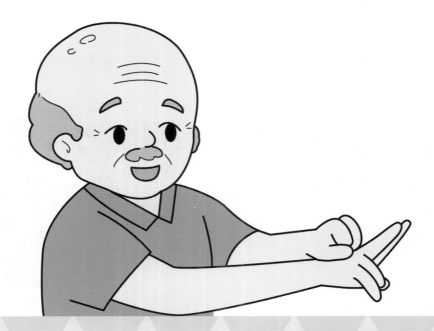

一、手势锻炼

"居家脑力康复操"旨在通过利用肢体运动、面部表情和想象力，来激活大脑功能，让大脑充分参与。人的手通常被称为"第二大脑"，因为手部集中了各种感官和丰富的神经。手指精细活动能够刺激大脑，可以利用左右手指进行不同动作的锻炼，不需任何设备或特定空间，可以随时随地进行锻炼。

当我们开始脑力锻炼时，可以尝试复杂的动作，即使做错了也没关系，不要放弃，慢慢地多加锻炼。我们在锻炼中有时会做出一些滑稽的动作，当这种情况发生时，我们可以尽情地笑，享受当下，让我们保持心情愉悦，充满活力。

1. "石头"和"布"替换锻炼

（1）手势锻炼

双手握拳放在胸前，保持"石头"的姿势。左手保持不动，右手手掌在胸前伸出，手指分开，做"布"动作。然后右手收回做"石头"，同时左手伸出做"布"，双手交替，重复20次。

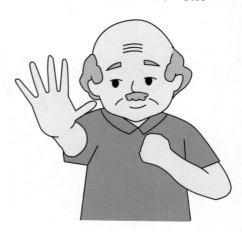

伸出的手应保持"平举"姿势

（2）增加拍手动作

双手合十在胸前，右手做"布"动作放于胸前，左手向前伸出，做"石头"的动作。双手交替，换手动作前加上拍手一次，重复20次。换手时，说"换手"！

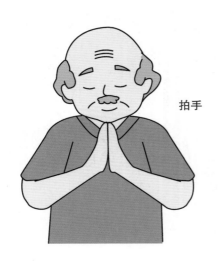

拍手

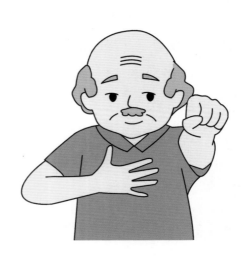

美·小·护叮嘱

在换手动作之间进行拍手，这样可以给自己思考下一个动作的时间，并增加锻炼的难度。习惯后可以加快速度，还可以增加或者变化多种动作，如用拍膝盖代替拍手，或将"布"的手势改为"剪刀"，增加动作复杂性，更好地刺激大脑。

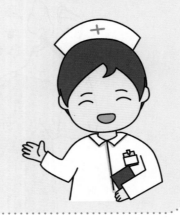

2. 敲打锻炼

（1）敲打和揉搓大腿

右手握拳敲打大腿，左手搓揉大腿，同时进行，重复5次后，交换手型和动作，交换时可以说"换手"来提醒自己，再做5次。

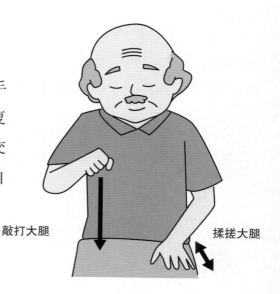

敲打大腿　　　揉搓大腿

（2）空中滑行和敲打

在空中重复（1）的动作。握拳的手的动作要像敲门，而另一只手动作要像擦窗。换手各做5次。

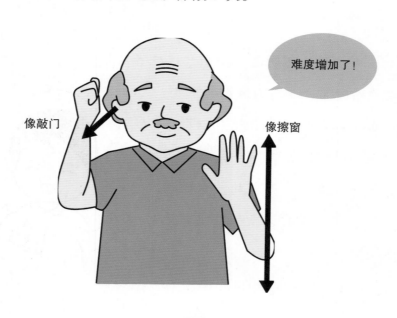

像敲门　　　难度增加了！　　　像擦窗

3."狐狸"和"枪"

（1）制作手形

右手做"狐狸"，左手做"枪"，将"枪"指向"狐狸"，"狐狸"指向前方。

狐狸：
中指和无名指
与拇指相连

猎枪：
食指和拇指做"八"字形

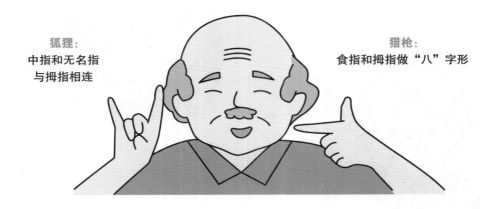

（2）手势锻炼

说"换手"，然后换手，左手是"狐狸"，右手是"枪"。换手时，说"换手"。做 10 次。

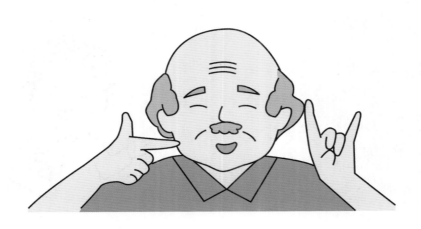

4. 耳鼻交替锻炼

（1）捏耳朵和鼻子

右手捏鼻子，左手捏右耳。

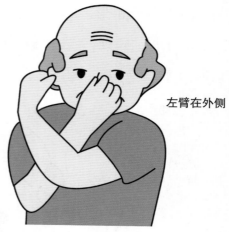

左臂在外侧

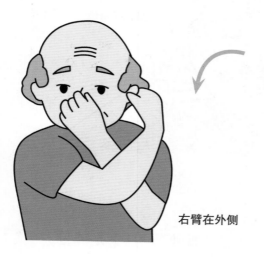

右臂在外侧

（2）手势锻炼

左手捏鼻子，右手捏左耳，重复 10 次。换手时，说"换手"！

美·小·护叮嘱

锻炼过程中，经常会出现双手捏耳朵或捏到眉毛周围的情况，不用介意，大声地笑并享受自己所做的这些"笨拙"动作。

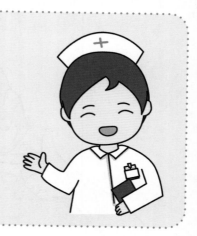

5.蜗牛锻炼

（1）制作手形

用右手做蜗牛的触角，左手做蜗牛的外壳。

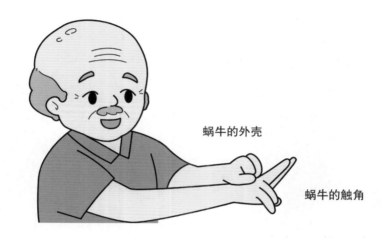

蜗牛的外壳

蜗牛的触角

（2）手势锻炼

用左手做蜗牛的触角，右手做蜗牛的外壳。换手时，说"换手"，重复 10 次。检查是否一直保持蜗牛的手形。

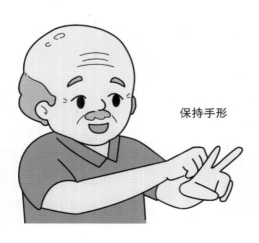

保持手形

6. 小拇指和大拇指锻炼

（1）制作手形

竖起双手的小拇指，一边说"换手"，一边交换竖起双手的大拇指。重复 10 次。

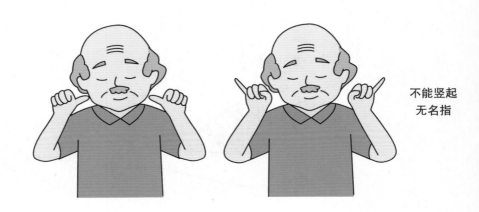

不能竖起
无名指

（2）手势锻炼

将右手的小拇指和左手的大拇指同时竖起，一边说"换手"，一边交换，将左手的小拇指和右手的大拇指同时竖起，重复 10 次。

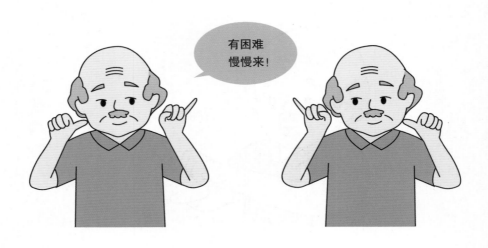

有困难
慢慢来！

练脑力——居家脑力康复操

7. 手和数字锻炼

（1）制作手形

用右手做出接听电话的手势并放在耳边，左手做出数字"1"的手势。

竖起大拇指和小指

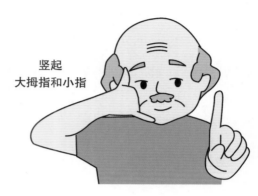

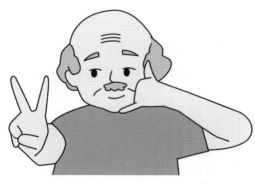

（2）手势锻炼

说"换手"的同时，右手换成数字"2"，左手换成接听电话的手势。

如果有困难，请放慢速度！

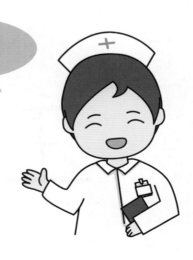

（3）以增加数字的方式锻炼

每次换手都要增加数字。数到"5"后，返回步骤（1），重复4组。

二、写字锻炼

重复的锻炼对大脑训练很重要，而尝试新的锻炼能让我们收到更好的效果。大脑在思考这个锻炼"很难"或"我是否要尝试一下"的想法时，能更多地刺激大脑。

1. 全身写字锻炼

（1）用腿写字

抬起右腿，双手交叉从下方抱住大腿，在空中写"日"，把腿当作大毛笔。然后抬起左腿，写下"王"。可以尝试写其他字，如"天"和"甲"。做1组。

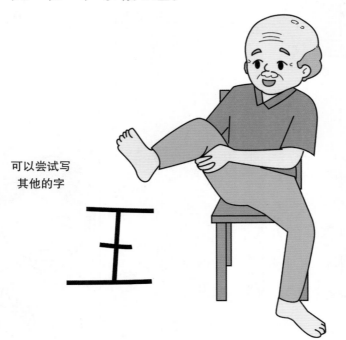

可以尝试写
其他的字

如果有困难
请放慢速度

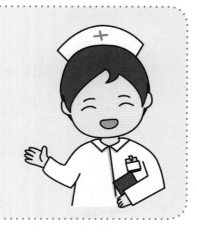

美·小·护叮嘱

可以逐渐增加写字的难度。如果还有余力，可以抬起没有写字的那条腿，注意安全，不要从椅子上跌下来。

（2）用手写字

伸出双臂，双手合十。用双臂在空中书写，就像自己握着一支大毛笔，可以尝试着写自己的名字、生日和出生地。

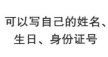

可以写自己的姓名、生日、身份证号

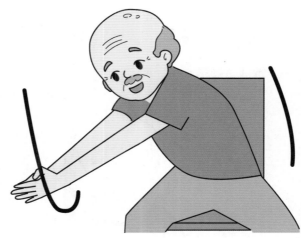

2. 镜像写字锻炼

（1）书写文字和镜像文字

在空中写"女"时，右手为正字，左手为镜像字（左右对称的字），同时书写。

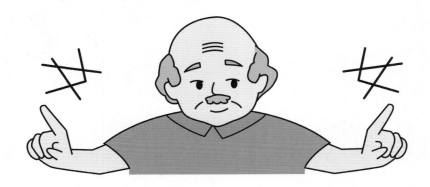

（2）书写数字和镜像数字

在空中写"1、2、3、4、5"，右手写正确的数字，左手写镜像数字。做1组。

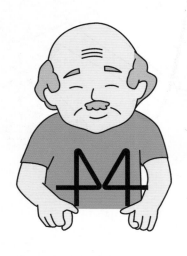

写"4"会有难度

美·小·护叮嘱

可以尝试换左手写正确的字母，右手写镜像字母。这个动作对习惯右手写字的人来说是相当困难的。

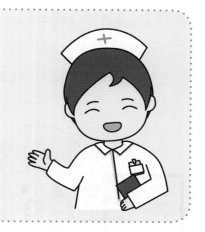

3. 画图形锻炼

（1）两边各画一个

举起右手食指，在空中画一个正方形。再用左手食指在空中画一个三角形。然后换手，左手食指在空中画一个正方形，再用右手食指在空中画一个三角形。左、右均完成为一组，做 5 组。

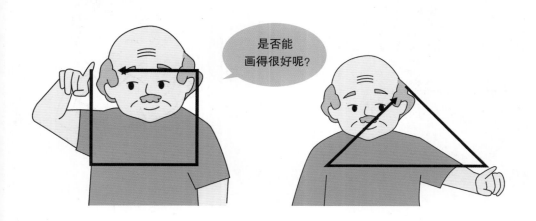

是否能画得很好呢？

（2）左右手同时锻炼

先右手画正方形，后左手画三角形，然后左右手同时画，最后左右手交换画图形，并重复锻炼。

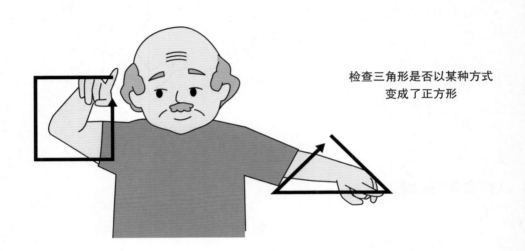

检查三角形是否以某种方式
变成了正方形

美·小·护叮嘱

常见错误：

两只手的动作都变成了三角形，或者正方形弯曲了，不要沮丧，每天坚持锻炼！

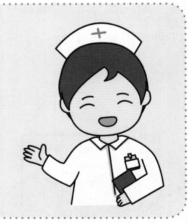

三、表情锻炼

随着年龄的增长，人的表达能力会逐渐减弱，情绪也会变得平淡，但长者能够表达自己喜、怒、哀、乐的情绪非常重要。带着"喜悦"的情绪大笑，不仅有放松的作用，还能改善口腔功能，激活大脑。在"表情锻炼"中，参与者在活动双手和身体的同时锻炼面部表情。通过肢体练习，将沉睡在内心的情感激发出来！

1. 面部表情锻炼

（1）准备动作

端坐在椅子上，双手抓住椅子，保持背部挺直。

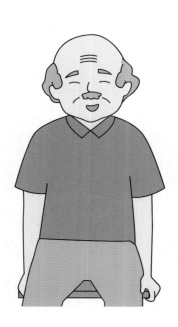

（2）从左到右变换面部表情

身体向右倾斜，做出微笑的表情。身体向左倾斜，做出悲伤的表情。左右来回各 10 次。

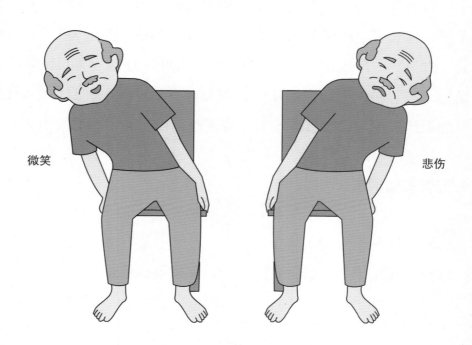

微笑　　　　　　　　　　　　　　　　　　　　　　悲伤

美·小·护叮嘱

　　如果肢体语言表达有困难，那就多表达面部表情。在做出微笑表情时，要真正地笑出声来，这样你会感觉很开心。即使做不好，开心最重要！

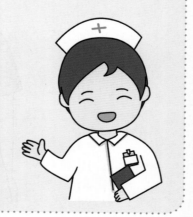

2. 微笑锻炼

（1）变换手势

将双手的形状从"2"变为"5"。当双手变为"2"时，说"2"；当双手变为"5"时，说"5"。重复"2、5"，做6组，每组5次，每组做完，大笑结束。

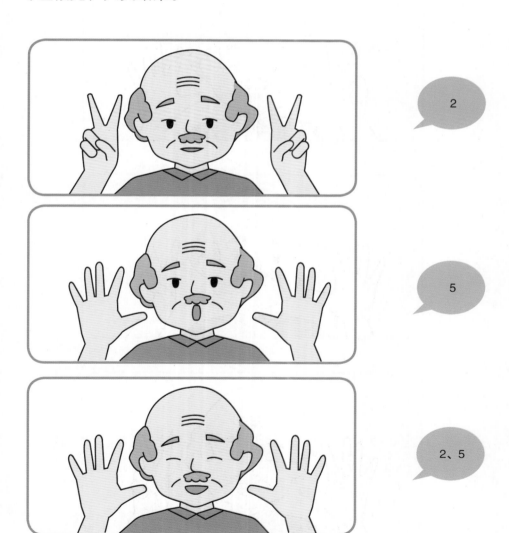

（2）两只手变换不同的数字

右手做"2"手势，左手做"5"手势，再一边换右手做"5"手势，左手做"2"手势，一边说"2、5、2、5"，脸部保持微笑。做6组，每组5次，每组做完，大笑结束。

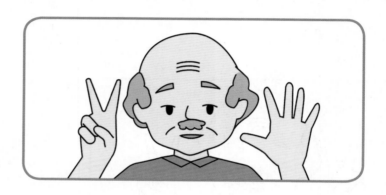

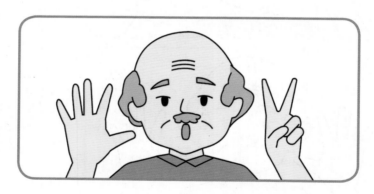

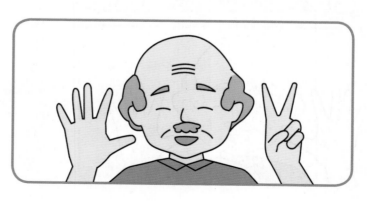

3. 面部笑容表情锻炼

尽可能地发出笑声。

放肆地笑

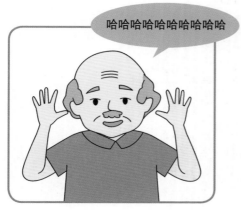

大胆地笑

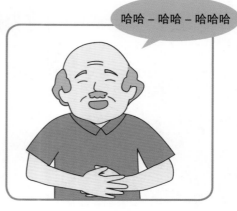

大声地笑

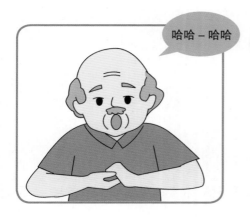

优雅地笑

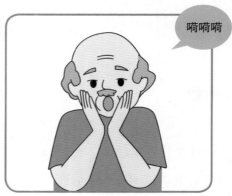

害羞地笑

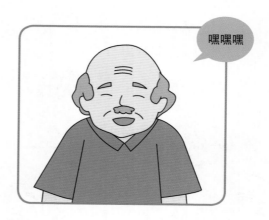

四、"石头、剪刀、布"锻炼

"石头、剪刀、布"是我们大家都非常熟悉的一种游戏。如果自己一个人玩，也可以是一种脑力锻炼。在"石头、剪刀、布"锻炼中，变换手形的同时，不仅要考虑如何取胜，还要考虑如何输的模式。一边变化手形，一边思考正确答案，有助于激活大脑。

1. 手部

（1）出手取胜

先用右手出"石头"，再用左手出"布"。然后左右交替，重复10次。

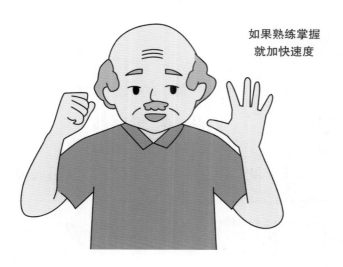

如果熟练掌握
就加快速度

（2）出手会输

用右手做"石头"手形，然后用左手做"剪刀"手形，然后用右手做"布"的手形，左右手交替做输的动作。重复10次。

"石头""剪刀""布"轮流变化

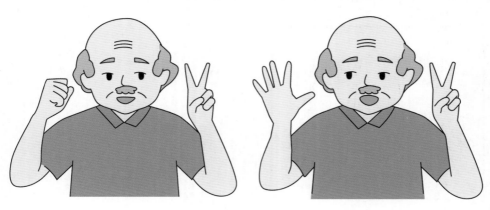

2. 脚趾

（1）锻炼"石头、剪刀、布"的脚趾形状

用脚趾锻炼"石头、剪刀、布"的形状。各 10 次。

"**石头**"：弯曲所有脚趾

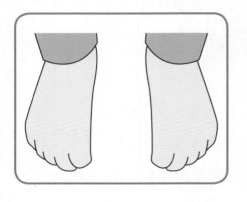

"**剪刀**"：竖起大脚拇趾

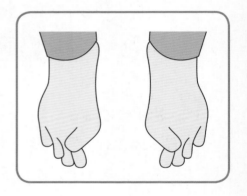

"**布**"：打开所有脚趾

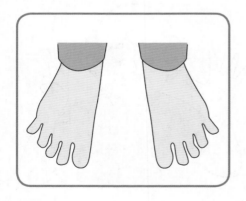

（2）出脚取胜

先用右脚做"石头"动作，再用左脚作"布"的动作，然后用右脚"打败"左脚。做10次。

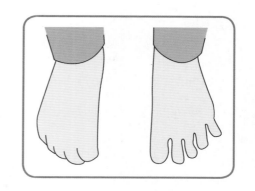

（3）出脚会输

右脚继续不变做"石头"动作，左脚做"剪刀"动作，被右脚"打败"，用左右脚交替做输的动作。做10次。

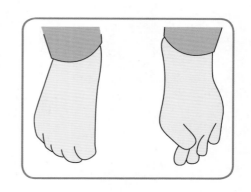

美·小·护叮嘱

刚开始锻炼时，如果脚趾不能自如地弯曲和伸展，也不必强求。尽量做到自己认为"最完美"的程度。

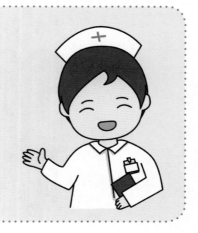

3. 下肢

（1）"石头、剪刀、布"的腿部动作锻炼

锻炼"石头、剪刀、布"的腿部动作。各 10 次。

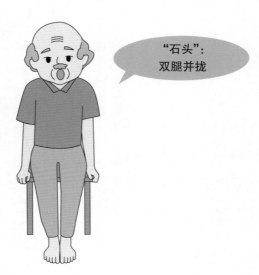

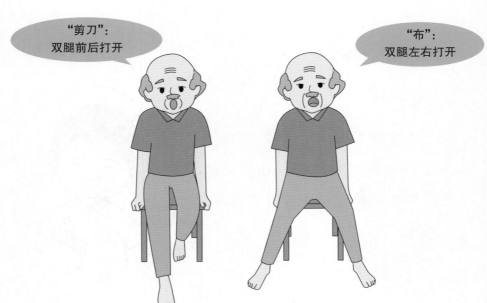

助日常

——轻松生活能自理

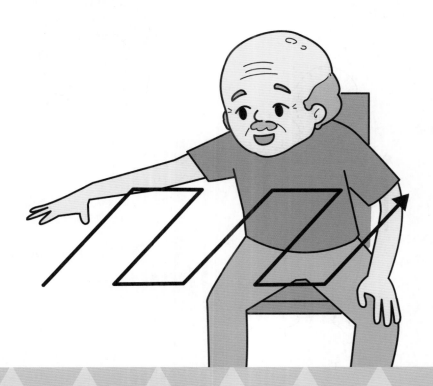

一、更衣锻炼

　　随着年龄的增长，身体的整体柔韧性下降，关节活动受到影响，经常会有老年人说，他们已经无法正常脱衣服了。在更衣锻炼中，通过手臂和肩胛骨的活动，提高上半身的灵活性，使你的日常穿脱衣服动作更加顺畅。

1. 更衣锻炼

（1）双臂交叉

　　手臂向下交叉，双手放在腰旁，把手指放在衣服边缘。

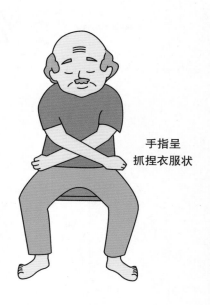

手指呈抓捏衣服状

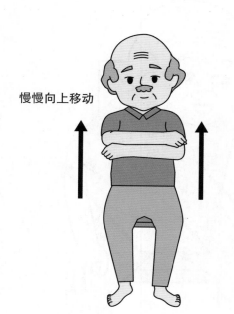

慢慢向上移动

（2）举起双手

　　双臂慢慢举高至前胸，保持交叉。

（3）大幅拉伸

举起双臂，向左右做伸展运动。

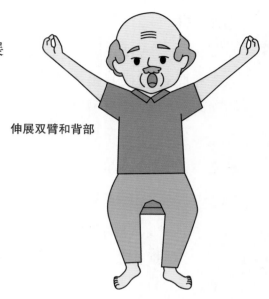

伸展双臂和背部

美·小·护叮嘱

在10秒钟内完成动作（1）～（3）。将交叉的双臂上下交换、重复步骤（1）～（3）动作。左、右换手各做5次。

如果在做动作（2）和（3）时发现肩膀上抬困难，不要强迫自己。将肩膀上抬至可以达到的位置，在感觉舒适的情况下尽量伸展。锻炼一段时间后，可以尝试站着锻炼，难度会增加，注意保持身体平衡。

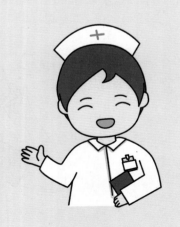

2. 对指锻炼

在穿脱衬衫或其他衣物时，需要精细地移动指尖来扣上或解开纽扣。在这项锻炼中，将练习对指动作，这在穿衣服时非常有用。如果能每天穿上自己喜欢的衣服出门，会让自己感到非常愉悦。

（1）捏住拇指和食指

五指张开，将拇指和食指的指尖对指捏住然后分开，重复 10 次。

对捏指尖

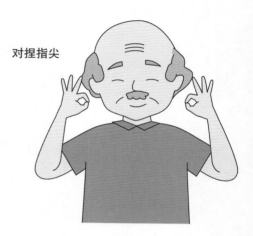

（2）其他手指锻炼

用拇指和中指、无名指、小指分别完成指尖对指捏住再张开的动作。想象系纽扣和解开纽扣的动作。每组手指各做 10 次。

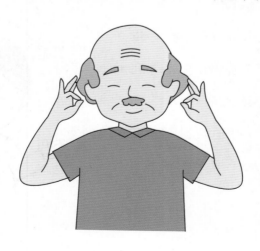

美·小·护叮嘱

　　起初，对指动作可能不太灵活。对于完成有困难的手指，可以多锻炼10次。熟练后，加快速度，增加难度。

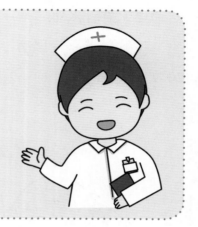

二、沐浴锻炼

1. 洗头锻炼

（1）抬起手臂

　　抬起手臂，打开肘关节，双手放在头两侧，五指张开，微微弯曲。

双手的形状就像洗头时一样，
手指不与头皮直接接触

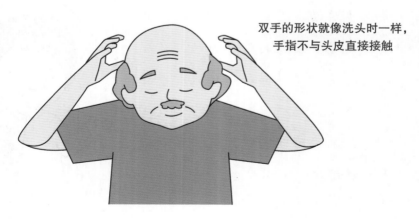

动起来，防慢病：老年居家锻炼图文手册

（2）前后移动

双手交错前后移动20次。

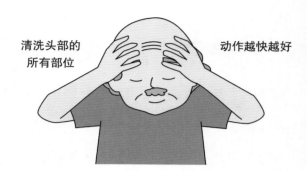

清洗头部的
所有部位

动作越快越好

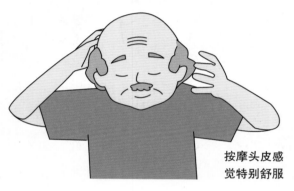

按摩头皮感
觉特别舒服

（3）按摩头皮

用一定的压力把指腹放在头皮上，左、右、上、下移动来按摩头皮，保持20秒。

美·小·护叮嘱

用力抬起手臂

洗头时，肩部、肘部和手部需要同步运动。例如，梳头发时，需要使用整个手臂的综合运动。在洗头的锻炼中，肩部和手要随着手臂的抬起而移动。

如果肩膀或关节疼痛，可以放慢移动速度，控制节奏。

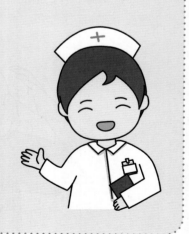

2. 全身擦洗锻炼

（1）擦洗手臂锻炼

右手从左肩到左臂指尖来回移动 10 次。左手重复同样动作 10 次。

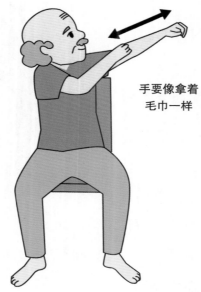

手要像拿着
毛巾一样

美·小·护叮嘱

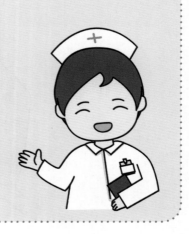

每天洗澡不仅让我们皮肤得到清洁，还可以改善心脏功能，增强食欲，延缓衰老。超高龄、不能自主洗澡或者浴室条件不便时，可用温湿毛巾擦拭、每日更换内衣裤的方式代替洗澡。

（2）擦洗腋窝锻炼

抬起左臂，上举过头，右手从左腋窝到腰部上下移动10次。抬起右臂，左手重复同样动作10次。手臂上举高度以不引起关节疼痛为宜。

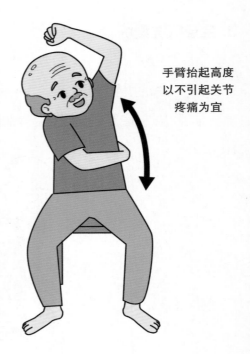

手臂抬起高度以不引起关节疼痛为宜

（3）擦洗下半身锻炼

双腿打开，右手从左大腿到脚趾上下移动10次。左手在右腿上重复同样的动作10次。

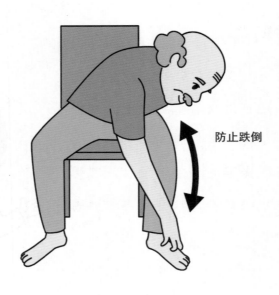

防止跌倒

（4）擦洗背部锻炼

右手放在右肩附近，左手放在左侧腰部附近。右手向斜上方移动，左手像被拉动一样向上移动。就像拿着毛巾在擦洗背部的动作。

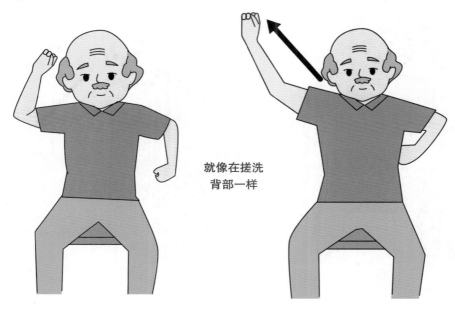

就像在搓洗
背部一样

美·小·护叮嘱

在锻炼擦洗下半身的动作时，容易失去平衡，因此要注意从椅子上滑下来的风险。可以想象一下自己在浴室清洗自己的每一寸肌肤。

如果不能掌握这个擦背的动作，建议可以使用毛巾来完成锻炼。

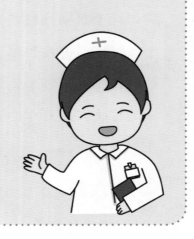

（5）交替搓背锻炼

左手向斜下方移动，右手也像被拉动一样向下移动。重复搓背动作 10 次后，交换左、右手的位置，再重复 10 次。

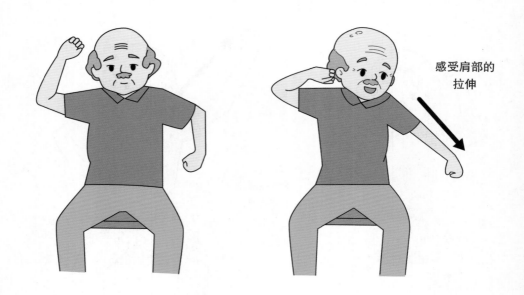

感受肩部的拉伸

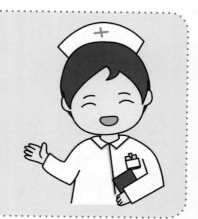

美·小·护叮嘱

对于柔韧性较差的人来说，这个锻炼可能有些困难，但随着锻炼的持续，会逐渐感觉到肢体变得越来越柔软，每天都要坚持锻炼。

三、如厕锻炼

1. 穿脱裤子锻炼

（1）双手放在腰部

坐位，双腿分开与肩同宽，双手放在腰部两侧，轻轻抓住裤子。

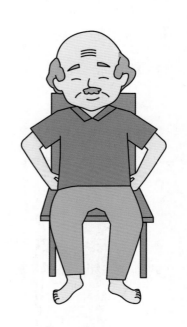

美·小·护叮嘱

回想一下自己在厕所里通常会做哪些动作。第一个动作是抓住裤子或内裤，向上提拉或向下脱下。此外，还需要弯腰坐在马桶上，起身后伸展腰部站起来。在这套锻炼中，手臂和臀部的锻炼是模拟穿脱下半身的裤子。

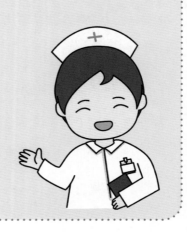

（2）双手下垂至脚踝

一边呼气，一边将叉腰的双手缓慢放至脚踝，就像脱裤子一样。整个动作 5 秒完成。

慢慢呼气，缓缓移动

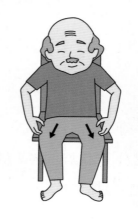

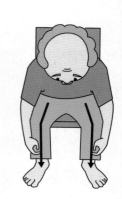

慢慢吸气，缓缓移动

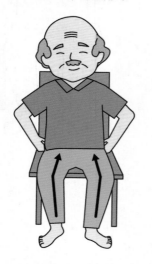

（3）双手举至腰部

双手从脚踝举起，沿着膝盖，一边吸气一边将手放到腰部两侧。整个动作 5 秒完成。

美·小·护叮嘱

如果在做脱裤子动作时感到腰部疼痛，可以适当减小动作幅度，先将双手下垂至膝盖处即可。

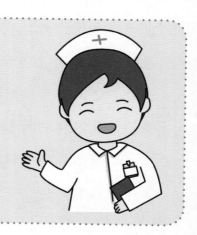

2. 排便锻炼

排便锻炼能提高排便能力，保持排便顺畅。要想轻松排便，腹部肌肉必须足够强壮，同时还需要改善运送粪便的肠道的功能，可以利用这项运动来预防和改善便秘。

预防和改善便秘的关键在于养成规律的生活习惯，吃饭时细嚼慢咽，多喝水，多吃纤维素，并结合适当的运动！

此锻炼对老年人平衡能力要求很高，请量力而行。

（1）右膝与左肘相连

将右膝抬起至腹部前方，尽量去靠左肘，保持 5 秒钟。

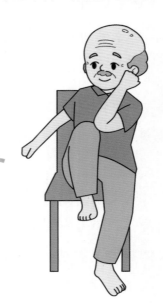

手肘内侧和膝盖尽量靠拢

保持缓慢呼吸

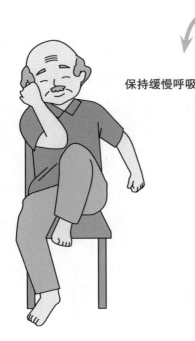

（2）左膝与右肘相连

将左膝也抬至腹部前方，尽量去靠右肘，保持 5 秒钟。锻炼时请保持缓慢呼吸。左、右各完成 1 组。

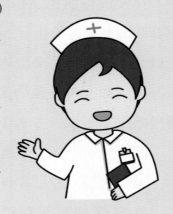

美·小·护叮嘱

如果有余力的话，在动作（1）和（2）的基础上再增加扭臀动作，并保持5秒钟。这样逐渐锻炼腹部肌肉。

做动作（1）和（2）时，需要注意膝盖和手肘的高度。在做这些动作时，确保腹部肌肉收紧，只要不引起疼痛，一定要努力扭动腰部。

3.卷厕纸锻炼

解便后，先把卫生纸卷起来，然后擦臀部。在卷厕纸锻炼中，要左右扭动身体，双手做绕圈动作。可以增强手臂和腹部的肌肉力量，让身体更容易完成日常如厕动作。同时扭转动作能挤压和刺激肠道，也能达到良好的排便效果。

（1）向右扭转身体

双腿分开，与臀部同宽。上半身向右扭转，下半身保持不动。

缓慢呼吸
假装自己坐在马桶上

绕圈动作越快越好

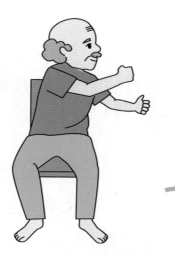

（2）双手做绕圈动作

保持腰部扭转的姿势，双手做绕圈动作，持续 10 秒钟，想象卷起卫生纸的动作。

（3）左侧重复锻炼

上身向左旋转，双手做绕圈动作，持续 10 秒钟。左、右各完成 1 组。

逐渐锻炼腹部肌肉，如果双手绕圈有困难，可增加 10 秒钟

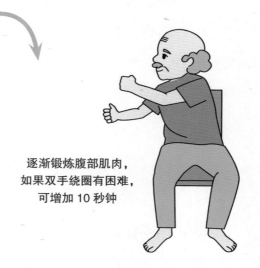

美·小·护叮嘱

上身左右扭转时，要以不引起腰部疼痛为前提，在舒适的范围内进行。锻炼腹部肌肉时，可能会让人不自觉地屏住呼吸，请尽量保持自然缓慢的呼吸并挺直腰背，防止因屏气引起不适。

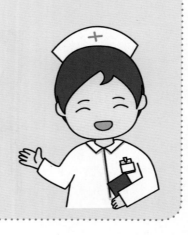

4. 臀部抬起锻炼

每个人可能都有自己独特的擦拭臀部的方法，但基本动作是一样的：臀部微微抬起，手向背后移动。要锻炼移动臀部和双手，同时保持臀部抬起。

（1）抬起右侧臀部

将右侧臀部抬高 5 厘米。

腹部用力，保持平衡。

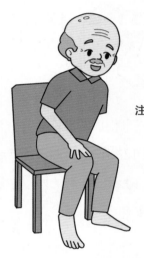

注意骨盆运动

（2）用手揉搓臀部

将右手放在抬起的右侧臀部，绕圈揉搓 10 次。

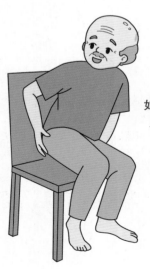

如果移动困难
则加练 5 次

（3）揉搓左侧臀部

同样抬起左侧臀部，用左手绕圈揉搓 10 次。

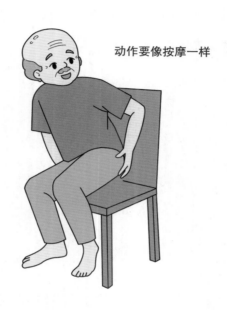

动作要像按摩一样

美小·护叮嘱

如果难以保持平衡，可将手放在墙壁或桌子等支撑物上进行锻炼，但应注意尽量避免将身体重心全部放在手上。用你的非惯用手揉搓臀部可能会感觉相对困难，但随着坚持锻炼，你会发现整套动作会越来越容易。

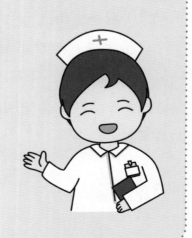

5. 肠道按摩

肠道按摩对于预防便秘非常重要。应顺着肠道方向进行按摩，用手掌刺激腹部，放松大肠。

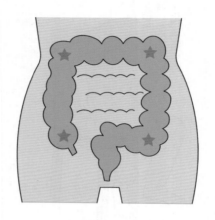

一般在肠道 4 个弯曲处最容易堵塞大便

（1）双手下压

双手重叠，放在肚脐上，轻轻向腹部施压，下压腹部 1 ~ 2 厘米，将持续施压的手向右下腹移动。

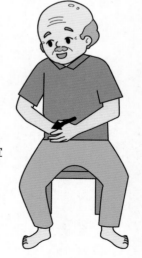

下压腹部
1 ~ 2 厘米为宜

104

（2）移动双手

双手在施压的同时，双手顺时针从右下腹移至肚脐眼，再移至左下腹，整个按摩过程需保持对腹部持续压力。早、晚各按摩 30 次。

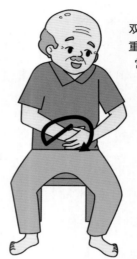

双手移动的方向很重要，需与肠道正常运行走向一致

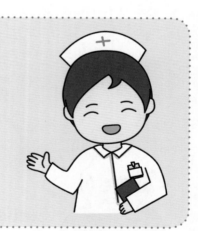

美·小·护叮嘱

顺时针按揉为促进排便，逆时针按揉为止泻！

6. 防止漏尿锻炼

你是否担心过一不小心就会漏尿，比如打喷嚏或负重的时候？漏尿有多种原因，其中大部分可以通过加强盆底肌锻炼来改善，盆底肌负责收紧尿道。通过锻炼下腹部和大腿内侧的肌肉来进行防漏尿锻炼，从而达到防漏尿的目的。

这是一项需要消耗一定体力的锻炼，因为它同时对手臂、下腹部和大腿内侧施加压力。建议一天做2组，如果觉得连续做2组较累，可以选择早上和晚上分开各做1组。

（1）双手按压大腿

双腿分开，双手交叉放在大腿内侧，用力向外推。大腿尽量打开，保持10秒。

（2）大腿向内收拢

大腿用力向内收拢，同时双手掌支撑大腿内侧与之对抗，保持10秒。

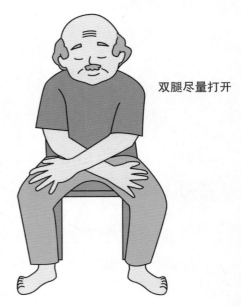

双腿尽量打开

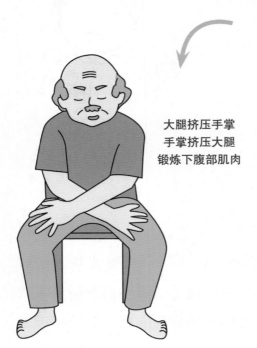

大腿挤压手掌
手掌挤压大腿
锻炼下腹部肌肉

（3）提肛锻炼

吸气时夹紧肛门并上提，屏住呼吸用力收紧肛门，保持5秒钟，然后深呼气，全身放松，将肛门放下并松弛10秒。行、站、坐、卧均可进行，每天做2组，每组20次。

四、打扫锻炼

　　一边进行打扫运动锻炼，一边想象自己正在打扫房间。通过锻炼让日常居家打扫变得更轻松，保持房间和心灵的清洁、干净。

1. 想象擦窗户

　　右臂向右斜上方伸展。五指张开，向左滑动，然后稍稍下移，再向右滑动。

　　开始时尽量挺直腰背部，再慢慢俯身，一直到脚踝。

　　左臂重复上述动作，各做 10 次。

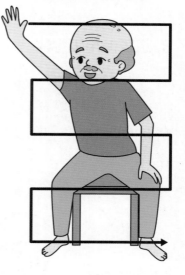

像擦拭一扇大窗户一样
左臂重复同样的动作

2. 想象擦拭桌子

　　右手五指张开，手掌向下，放在腹部前方，右臂向右前方伸直。弯曲肘关节将手收回并稍稍向左侧移动，然后再次向前伸出手臂，如同擦拭一张大桌子。左臂重复上述动作，各做 10 次。

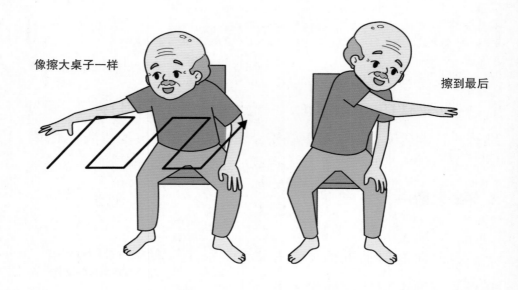

像擦大桌子一样

擦到最后

3. 想象使用吸尘器

　　右手轻轻握空心拳，手臂向前伸展。弯曲肘关节将手收回，稍向左侧移动，再次将手臂向前伸出。左臂重复上述动作，各做10次。

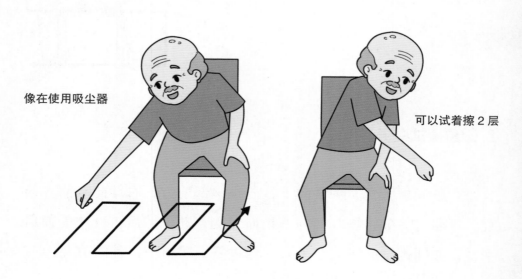

像在使用吸尘器

可以试着擦2层

五、助睡眠锻炼

居家锻炼中许多锻炼都能激活肌肉，增强肌力和训练大脑。但是，如果在睡前做这些锻炼，身体和大脑都可能会变得兴奋，从而导致入眠困难，影响睡眠质量。在"晚安锻炼"中，练习放松头部和身体，为一夜好眠做好更充分的准备。

（1）上身用力

耸起双肩，全身保持紧张，持续 5 秒钟后放松。

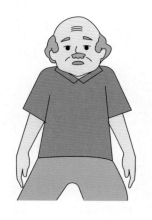

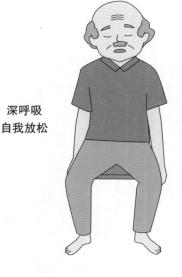

深呼吸
自我放松

（2）放松上身

弯腰，放松肩膀，逐步放松全身。

（3）放松关节

按照肩、肘、腕的顺序，让整个手臂悬空放松。

（4）晃动整条腿

交替抬起双腿，脚踝和大腿轻轻晃动。

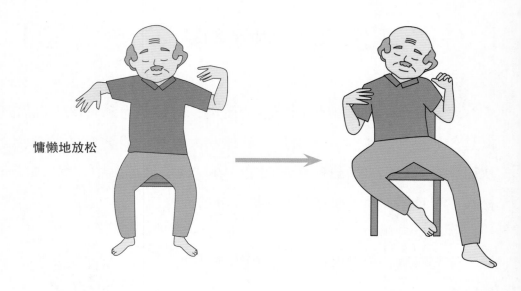

慵懒地放松

（5）摇晃身体

左右摇晃身体，让全身放松，有随风飘的感觉。

（6）深呼吸

闭上眼睛，用鼻子吸气，用嘴巴呼气，专注于呼吸，保持放松的姿势。

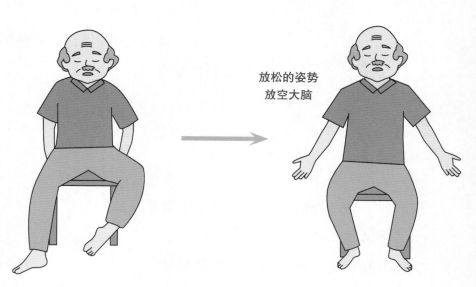

放松的姿势
放空大脑

会自救

——危急情况保平安

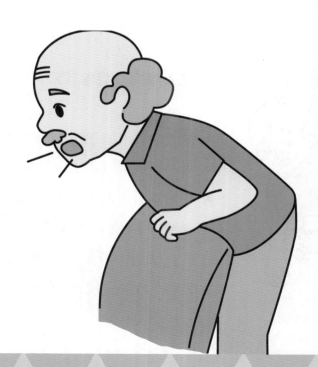

动起来，防慢病：老年居家锻炼图文手册

一、正确使用海姆立克急救法

1. 海姆立克自救法

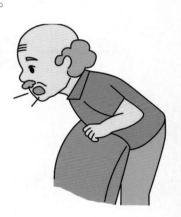

- 寻找椅子、桌子等坚硬固定的物体。
- 将椅背或者桌边置于自己腹部脐上位置。
- 两手握拳，抵在腹部与椅背之间。
- 迅速有力地向上向内挤压，重复推压，直至异物排出。

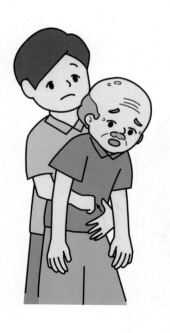

2. 成人海姆立克急救法

- 抢救者站在患者背后。
- 两手臂环绕于患者的腰部，使患者前倾。
- 一手握拳，将拳头的拇指一侧，放在患者脐上两指处的腹部。另一手抓住拳头，快速向上重击压迫患者的腹部。重复以上手法，直到异物排出。

美·小·护叮嘱

为方便大家记住海姆立克急救法，我们可以记住一个简单的口诀——"剪刀、石头、布"。

"剪刀"：定位于脐上2指；

"石头"：一手握拳紧贴于脐上定位处；

"布"：另一手掌包裹拳头后，快速向后上方冲击腹部。

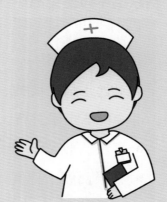

3. 意识不清患者海姆立克急救法

- 让患者仰卧，将头颈后仰，充分打开呼吸道。施救者骑跨在患者膝盖处。
- 两手重叠，掌根部置于患者脐上两指处，掌根用力，快速向上冲击腹部。
- 重复冲击腹部，直至异物排出。

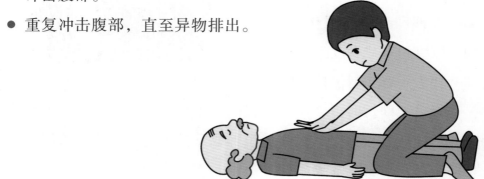

二、正确应对跌倒

1. 当跌倒不可避免时

（1）保护头部

头永远是最重要的，跌倒的时候最重要的就是把头的位置摆好，可按以下步骤进行。

- 低头，收紧下巴。
- 如果面朝下摔倒，要将头转向一侧。
- 手臂抬起来，向哪边摔倒就用手保护哪边的头部。
- 如果你在服用抗凝剂或血液稀释剂时跌倒，并伤了头部，很可能会导致颅内出血，需要迅速就医。

（2）跌倒时侧身

如果你是直接向前或向后跌倒，最好转动身体，侧面触地。因为背部着地会导致脊椎严重受伤，正面摔倒也会对头部、面部和手臂造成伤害，而侧身可以相对减少危险。

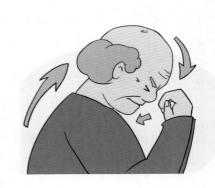

（3）手臂和腿保持弯曲

很多人跌倒时习惯用手臂完全支撑身体，但实际上当手臂伸直并承担所有重力时，很容易手腕或手臂骨折。因此，跌倒时尽量保持双臂和双腿微微弯曲。

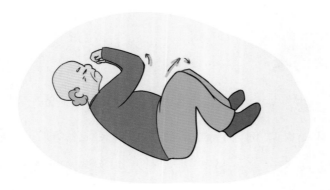

（4）放松

紧张会增加受伤的概率，因为紧绷的身体没有足够的张力来应对跌倒的撞击。可以试着通过呼气来帮助身体放松。

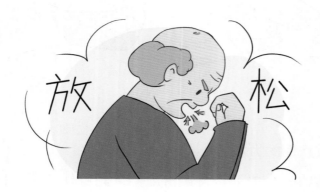

（5）打滚

打滚是一个很好的技巧，可以减轻跌倒的冲击力，而不是用血肉之躯去硬碰硬。但这个技术很难，最好在专业人士的指导下去健身房或软垫上练习。

- 从蹲姿开始，身体前倾。
- 手掌平放在前方的地面上，用双腿推离地面。
- 重心前移，背部呈拱形，肩膀轻轻触地，以动力带动打滚。

美·小·护叮嘱

注意：

从高处跌倒时，向正前方打滚是危险的，可能会摔断脊椎或锁骨，或者撞到头。所以应该用肩膀触地打滚。

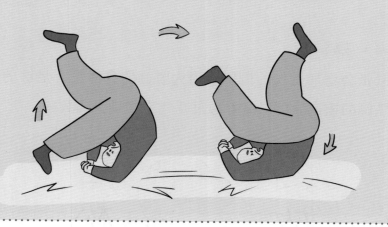

（6）分散跌倒的力量

安全跌倒的一个关键是将撞击力分散到身体的不同区域，通过分散冲击力，可以减少单个部位受重伤的概率。

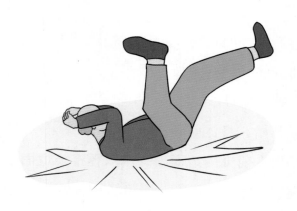

2. 跌倒后未受伤

第1步：

保持镇静，在几分钟内先暂时不要动，因为动太快会造成更多伤害。

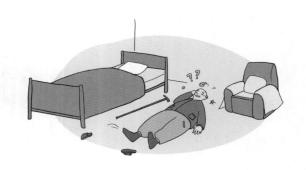

第2步：

判断自己是否受伤，缓慢移动手和脚、手臂和腿，检查是否疼痛。

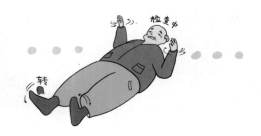

第3步：

如果没有受伤，先缓慢地侧身滚动，头部开始移动，身体向脚的方向移动，然后休息一会。

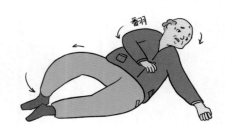

第4步：

慢慢地靠全身力量将平躺姿势转变为爬行的姿势，然后手脚并用爬向一个坚固的椅子或家具。不要着急，需要的时候休息一下。

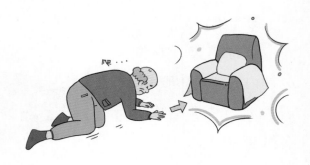

第5步：

先把一只手放在椅子上，记住一次只用一只手。

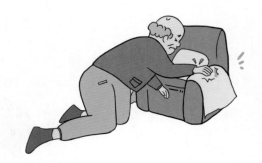

第6步：

用椅子支撑自己，小腿抬起垂直于地面，脚平放在地上。另一条腿保持跪姿。用双臂和双腿慢慢向上推至站立。

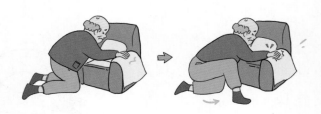

第 7 步：

慢慢转身，将自己放到椅子上。

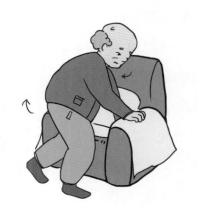

第 8 步：

在椅子上休息片刻后，再起身做其他事情。

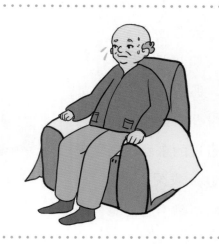

3. 跌倒后受伤了

第 1 步：

可以拨打"120"急救电话或向家人求助，告诉他们你受伤了。

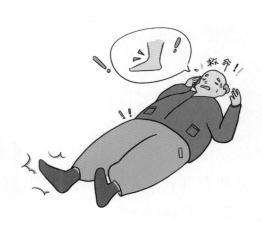

第 2 步：

如果附近有枕头，把它放在你的头下面。如果附近有毯子或衣服，把它盖在身上，在等待救援过程中能够起到保暖作用。

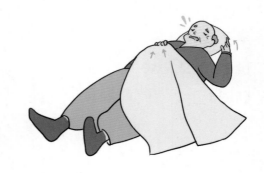

第 3 步：

如果附近没有电话，那就大声呼救。如果没办法大喊大叫，抓住附近的东西，用它敲打地板或附近的家具，发出声响引起注意。

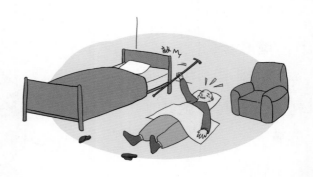

4. 照护者如何做

第 1 步：

照护者蹲于老人背后，轻轻支撑老人背部和臀部，让他侧身，帮助他双膝跪地。

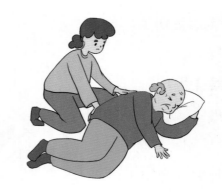

第2步：

当老人处于一个稳定的状态，将牢固的不带滚轮的椅子放在他的面前。

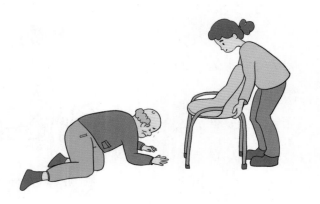

第3步：

嘱咐老人将手放在椅面上。

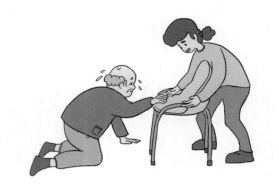

第4步：

站立于老人的后方，轻轻托住老人臀部，让他缓慢调整单膝跪地的姿势。

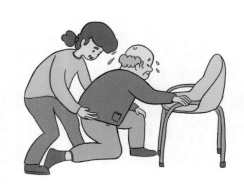

第 5 步：

一旦老人无法控制自己身体，身体处于不稳定状态，将另一张不带滚轮的椅子放在老人身后，嘱咐老人将手支撑在面前的椅子上。

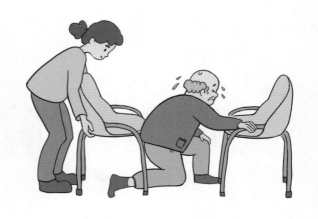

第 6 步：

辅助老人用他自己手臂和腿的力量支撑站立。

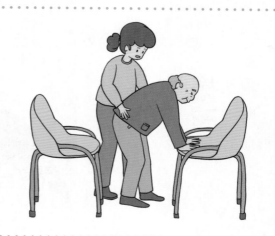

第 7 步：

当老人慢慢坐在身后的椅子上时，支撑他们的背部，引导他在坐下之前用手摸椅子，确保安全后缓慢坐下。

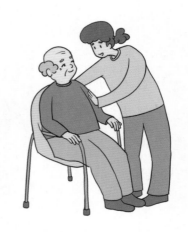

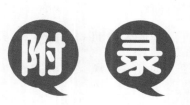

附 录

附录1 日常生活能力评估（Barthel 指数评估）

　　老年人随着身体的衰老、肢体活动的不灵便、器官功能的减退，迟早会出现日常生活自理能力的下降，需要依靠家庭或社会的照顾。对残疾或功能障碍的老人来说，日常生活能力也从一个侧面反映了老年人的衰老和疾病情况。目前，日常生活能力评定最常用的是 Barthel 指数评估和工具性评定两种方法。

　　Barthel 指数评估内容共 10 项，每项根据是否需要帮助或需要帮助的程度分为 0 分、5 分、10 分、15 分 4 个等级，总分 100 分。

　　评分标准：评定得分越高，表示生活自理能力越好，需要的辅助的量越小。大于 60 分，表示有轻度功能障碍，日常生活基本自理，需要部分帮助；40 ～ 60 分为中等程度功能障碍，需要大量帮助方能完成日常生活活动；20 ～ 40 分为大部分日常生活活动不能完成；小于 20 分，生活完全需要帮助。

日常生活能力评估（Barthel 指数评估）表

评测项目	评测标准		得分
进食	完全独立（10）	需部分帮助（5）	
	需极大帮助或完全依赖或留置胃管（0）		
洗澡	完全独立（5）	在洗澡过程中需他人帮助（0）	
修饰	完全独立（5）	需他人帮助（0）	
穿衣	完全独立（10）	需部分帮助（5）	
	需极大帮助或完全依赖他人（0）		

评测项目	评测标准		得分
控制大便	可控制大便（10） 完全失控（0）	偶尔失控或需要他人提示（5）	
控制小便	可控制小便（10） 完全失控或留置导尿管（0）	偶尔失控或需要他人提示（5）	
如厕	完全独立（10） 需极大帮助或完全依赖他人（0）	需部分帮助（5）	
床椅转移	完全独立（15） 需极大帮助（5）	需部分帮助（10） 完全依赖他人（0）	
平地行走	独立平地行走 45 米（15） 需极大帮助（5）	需部分帮助（10） 完全依赖他人（0）	
上下楼梯	可独立上下楼梯（10） 需极大帮助或完全依赖他人（0）	需部分帮助（5）	

附录2 工具性日常生活活动能力（IADL）评估

工具性日常生活活动能力评估内容共 8 项：打电话、购物、备餐、家务、洗衣、使用交通工具、服药和自理经济。

评分标准：8 分为正常；6~7 分为轻度依赖；3~5 分为中度依赖；≤ 2 分为严重依赖。评定时按表格逐项询问，如被试者因故不能回答或不能正确回答（如痴呆或失语），则可根据家属、护理人员等知情人的观察评定。

工具性日常生活活动能力（IADL）评估表

序号	项目	分数	内容说明	得分
1	使用电话的能力	1	自发自动使用电话，如查电话号码、拨号等	
		1	只会拨几个熟知的电话	
		1	会接电话，但不会拨号	
		0	完全不会使用电话	
2	上街购物	1	独立处理所有的购物需求	
		0	可以独立执行小额购物	
		0	每一次上街购物都需要有人陪伴	
		0	完全不会上街购物	
3	做饭	1	独立计划、烹煮和摆设一顿适当的饭菜	
		0	如果备好一切作料，会做一顿适当的饭菜	
		0	会将已做好的饭菜加热和摆设，或会做饭，但做得不够充分	
		0	需要别人把饭菜煮好、摆好	

序号	项目	分数	内容说明	得分
4	做家务	1	能单独处理家务或偶尔需要协助，例如：比较重的家务需要找人帮忙	
		1	能做较轻的家务，例如：洗碗、铺床、叠被	
		1	能做较轻的家务，但不能达到可被接受的清洁程度	
		1	所有的家务都需要别人协助	
		0	完全不会做家务	
5	洗衣	1	会洗所有的个人衣物	
		0	会洗小件衣物，例如：清洗袜子、内裤等	
		0	所有的衣物都要由别人代洗	
6	使用交通工具	1	能自己搭乘公共交通工具或自己开车	
		1	能自己搭出租车，但不会搭公共交通工具	
		1	当有人协助或陪伴时，可以搭公共交通工具	
		0	只能在别人协助下搭出租车或私用车	
		0	完全不能出门	
7	自己负责用药	1	能自己负责在正确的时间，服用正确的药物	
		0	如果事先将药物的分量备妥，可以自行服用	
		0	不能自己负责服药	
8	财务管理	1	独立处理财务（自己做预算、写支票、付租金、付账单、上银行，自己汇集收入并清楚支用状况）	
		1	可以处理日常的购买，但需要别人协助与银行的往来，或大宗的购买等	
		0	不能处理钱财	

附录3　简易精神状态检查量表（MMSE）

简易精神状态检查量表（MMSE）是由美国福尔斯坦等在1975年制定的，该方法简单易行，在国外被广泛应用。该量表评定内容包括定向力、记忆力、注意力、计算能力、语言等。

1. 认知功能障碍：最高得分为30分，得分在27～30分为正常，得分＜27分为认知功能障碍。

2. 不同教育程度痴呆划分标准：文盲≤17分，小学程度≤20分，中学程度（包括中专）≤22分，大学程度（包括大专）≤23分。

3. 痴呆严重程度分级：轻度MMSE≥21分；中度MMSE 10～20分；重度MMSE≤9分。

简易精神状态检查量表（MMSE）

	项　目	积　分	
定向力（10分）	1. 今年是哪一年？	1	0
	现在是什么季节？	1	0
	现在是几月份？	1	0
	今天是几号？	1	0
	今天是星期几？	1	0
	2. 你住在哪个省？	1	0
	你住在哪个县（区）？	1	0
	你住在哪个乡（街道）？	1	0
	咱们现在在哪个医院？	1	0
	咱们现在在第几层楼？	1	0

项　　目		积　　分					
记忆力 （3分）	3. 告诉你三种东西，我说完后，请你重复一遍并记住，待会还会问你。(各1分，共3分)			3	2	1	0
注意力和 计算力 （5分）	4. 100−7=? 连续减5次。（93、86、79、72、65。各1分，共5分。若错了，但下一个答案正确，只记一次错误）	5	4	3	2	1	0
回忆能力 （3分）	5. 现在请你说出我刚才告诉你让你记住的那些东西。			3	2	1	0
语言能力 （9分）	6. 命名能力 　　出示手表，问"这个是什么东西？"					1	0
	出示钢笔，问"这个是什么东西？"					1	0
	7. 复述能力 　　我现在说一句话，请跟我清楚地重复一遍："四十四只石狮子。"					1	0
	8. 阅读能力 　　"闭上你的眼睛。"请你念念这句话，并按上面意思去做。					1	0
	9. 三步命令 　　我给您一张纸，请您按我说的去做，现在开始：用右手拿着这张纸，用两只手将它对折起来，放在您的左腿上。（每个动作1分，共3分）			3	2	1	0
	10. 书写能力 　　要求受试者自己写一句完整的句子。					1	0
	11. 结构能力 　　（出示图案）请你照上面图案画下来。					1	0

附录 4 　老年社会生活能力评估

　　一个人的社会生活能力是由其智力、心理、精神和情绪状态所决定的。在老年康复中，对老年人进行社会生活能力的评价，可以了解老人的智能和心理状态，在家庭和社会的处境，是否有孤独感、遗弃感、性格异常等，从而可以采取相应康复措施。

　　评定标准：经常为 10 分；偶然为 5 分；无为为 0 分。总计 60 分，得分越高说明社会生活能力越好。

老年社会生活能力评估表

项　　目	经常 （10分）	偶然 （5分）	无为 （0分）
1. 与家人有接触、谈话			
2. 外出访友或与朋友一起闲谈、下棋、文娱活动			
3. 接待亲友来访			
4. 外出参加社团、社区活动			
5. 外出购物或到图书馆、文化站、俱乐部、活动室活动（个人）			
6. 对国家大事、国际新闻、地方动态感兴趣（看电视新闻、听广播、看报）			

附录5 简版老年抑郁量表（GDS-15）

简版老年抑郁量表（GDS-15）是伊斯韦杰鉴于老年人的特点，于1986年在30个项目的标准版基础上设计出包含15个项目的简版老年抑郁量表，该量表评估最近一周以来被调查者的抑郁状况，主要测试老年人情绪低落、活动减少、易激惹、退缩、痛苦的想法，以及对过去、现在与将来的消极评价。

评定标准：最高分为15分，分数越高，表示抑郁症状越明显，分数≥8为有抑郁症状。

简版老年抑郁量表（GDS-15）

评估日期	____年____月____日
评估人	_____
你对你的生活基本满意吗？	○ 是＝0分 ○ 否＝1分
你是否丧失了很多你的兴趣和爱好？	○ 是＝1分 ○ 否＝0分
你感到生活空虚吗？	○ 是＝1分 ○ 否＝0分
你是否常感到厌倦？	○ 是＝1分 ○ 否＝0分
你是否大部分时间感觉精神好？	○ 是＝0分 ○ 否＝1分
你是否害怕会有不幸的事落到你头上？	○ 是＝1分 ○ 否＝0分

（续表）

你是否大部分时间感到快乐？	○ 是＝0分 ○ 否＝1分
你是否常感到无助？	○ 是＝1分 ○ 否＝0分
你是否愿意待在家里而不愿去做些新鲜事？	○ 是＝1分 ○ 否＝0分
你是否觉得记忆力比大多数人差？	○ 是＝1分 ○ 否＝0分
你是否认为现在活得很惬意？	○ 是＝0分 ○ 否＝1分
你是否觉得像现在这样活得毫无意义？	○ 是＝1分 ○ 否＝0分
你是否觉得你的处境没有帮助？	○ 是＝1分 ○ 否＝0分
你是否觉得大多数人处境比你好？	○ 是＝1分 ○ 否＝0分
你集中精力有困难吗？	○ 是＝1分 ○ 否＝0分
总分	＿＿＿＿＿

备注：≥8 有抑郁症状（分数越高，抑郁症状越明显）

附录6 肌力损害的评估（肌力测定）

对肌力损害做出评价是良好的病残诊断所必不可少的，在康复锻炼中具有重大意义。最简单的方法是对患者肌肉施加不同的压力，并且按照患者克服该阻力的能力对肌肉进行分级。

具体方法：将病人置于一个适宜位置，嘱病人活动患肢，达到最大的活动范围，测其肌肉或对抗地心引力和不同阻力的能力，然后按所指定的肌肉或肌组活动能力分等级，用感觉和视力，检查该肌肉的活动能力。

肌力可分以下6级。

0级：肌肉完全无收缩（完全瘫痪）。

1级：肌肉稍微有收缩。可以看到或摸到该肌肉收缩，但不能使关节活动（接近完全瘫痪）。

2级：肌力差。肌肉收缩可以使关节活动，顺着地心引力运动，但不能抗引力（重度瘫痪）。

3级：肌力尚可。仅有抗引力收缩，但如同时加上阻力，则不能运动该肢体或关节（轻度瘫痪）。

4级：肌力良好。有抗引力或抗阻力的收缩（接近正常）。

5级：肌力正常。有抗强阻力的收缩（正常）。

以上简单的手法，只是用来测定肌肉的瘫痪程度，而且只能表现肌力大小，却不能表明肌肉收缩的耐力。此评估仅供在老人家庭康复过程中参考。

附录7 平衡与步行功能的评估（Berg平衡量表）

在家人的协助下，老年人可在家庭的环境内进行平衡功能和步行功能的简单评估。Berg平衡量表评估内容共14项，平衡量表包括从座位站起，无支持站立。从站立坐下，转移等指令的检查。

评定标准：0～20，须用轮椅，高危摔倒风险；21～40，辅助下步行，中度摔倒风险；41～56，完全独立，低摔倒风险。两次评估之间的分值至少相差8分才能说明出现了真正的变化。

平衡与步行功能评估表（Berg平衡量表）

评价项目	指令	评分标准	得分
1.由坐到站	请试着不用手支撑站起来（用有扶手的椅子）	能不用手支撑站起并站稳	4
		能独自用手支撑站起并站稳	3
		能在尝试几次之后手支撑站起并站稳	2
		需要轻微帮助下才可站起或站稳	1
		需要中度或大量的帮助才能站起	0
2.独立站立	请尽量站稳	能安全地站2分钟	4
		需在监护下才能站2分钟	3
		不需要支撑能站2分钟	2
		尝试几次后才能在不需要支撑时站30秒	1
		无法在没有帮助下站30秒	0

注：如果第2项≥3分，则第3项给满分直接进入第4项测试

评价项目	指令	评分标准	得分
3. 独立坐	请将双手抱于胸前（坐在椅子上，双足平放在地面或小凳子上，背部离开椅背）	能安稳且安全地坐2分钟	4
		在监督下能坐2分钟	3
		能坐30秒	2
		能坐10秒	1
		无法在没有支撑下坐30秒	0
4. 由站到坐	请坐下	用手稍微帮忙即可安全坐下	4
		需要用手帮忙来控制坐下	3
		需要用双腿后侧抵住椅子来控制坐下	2
		能独立坐到椅子上但不能控制身体的下降	1
		需要帮助才能坐下	0
5. 床－椅转移	请坐到有扶手的椅子上来，再坐回床上；然后再坐到无扶手的椅子上，再坐回床上	用手稍微帮忙即可安全转移	4
		必须用手帮忙才能安全转移	3
		需要言语提示或监护才能完成转移	2
		需要一个人帮助才能完成转移	1
		需要两个人帮忙或监护才能完成转移	0
6. 闭眼站立	请闭上眼睛并尽量站稳	能安全地站立10秒	4
		能在监护下站立10秒	3
		能站立3秒	2
		不能站3秒但睁眼后可以保持平衡	1
		闭眼站立需要帮助以避免摔倒	0

（续表）

评价项目	指令	评分标准	得分
7. 双足并拢站立	请双脚并拢站立，不要扶任何东西，尽量站稳	能独立、安全地双足并拢站立1分钟	4
		需在保护下才能双足并拢站立1分钟	3
		能双足并拢独立站立但不能站30秒	2
		需要帮助才能将双脚并拢但并拢后能站15秒	1
		需要帮助才能将双脚并拢但并拢后不能站15秒	0
8. 站立位上肢前伸	将手臂抬高90度伸直手指并尽力向前伸，请注意双脚不要移动	能安心地前伸25厘米的距离	4
		能前伸12厘米的距离	3
		能前伸5厘米的距离	2
		能前伸但需要监护	1
		尝试前伸即失去平衡或需要外部帮助才能前伸	0

注：进行此项测试时，要先将一根皮尺横向固定在墙壁上。受试者上肢前伸时，测量手指起始位和终末位对应于皮尺上的刻度，两者之差为患者上肢前伸的距离。如果可能的话，为了避免躯干旋转受试者要两臂同时前伸

评价项目	指令	评分标准	得分
9. 站立位从地上拾物	请把你脚前面的拖鞋捡起来	能安全而轻易地捡起拖鞋	4
		需要在监护下捡起拖鞋	3
		不能捡起但能够到达距离拖鞋2~5厘米的位置并且独立保持平衡	2
		不能捡起并且当试图尝试时需要监护	1
		不能尝试或需要帮助以避免失去平衡或跌倒	0

评价项目	指令	评分标准	得分
10. 转身向后看	双脚不要动，先向左侧转身向后看，然后，再向右侧转身向后看	能从两侧向后看且重心转移良好	4
		只能从一侧向后看，另一侧重心转移较差	3
		只能向侧方转身但能够保持平衡	2
		当转身时需要监护	1
		需要帮助以避免失去平衡或跌倒	0

注：评定者可以站在受试者身后拿一个受试者可以看到的物体以鼓励其更好的转身

评价项目	指令	评分标准	得分
11. 转身一周	请转身一周，暂停，然后再从另一个方向转身一周	能从两个方向用≤4秒的时间安全地转一圈	4
		只能在一个方向用≤4秒的时间安全地转一圈	3
		能安全地转一圈但用时超过4秒	2
		转身时需要密切监护或言语提示	1
		转身时需要帮助	0
12. 双足交替踏台阶	请将左、右脚交替放到台阶或凳子上，直到每只脚都踏过4次台阶或凳子	能独立而安全地站立并20秒内完成8个动作	4
		能独立站立但完成8个动作的时间超过20秒	3
		在监护下不需要帮助能完成4个动作	2
		需要较小帮助能完成2个或2个以上动作	1
		需要帮助以避免跌倒或不能尝试此项活动	0

评价项目	指令	评分标准	得分
13. 双足前后站立（如果不行，就尽量跨远，这样，前脚跟就在后脚足趾之前）	（示范给受试者）将一只脚放在另一只脚的正前方并尽量站稳	能够独立地将一只脚放在另一只脚的正前方且保持30秒	4
		能够独立地将一只脚放在另一只脚的前方且保持30秒	3
		能够独立地将一只脚向前迈一小步且能够保持30秒	2
		需要帮助才能向前迈步但能保持15秒	1
		当迈步或站立时失去平衡	0

注：3分，步长要超过另一只脚的长度且双脚支撑的宽度应接近受试者正常的步幅宽度

评价项目	指令	评分标准	得分
14. 单腿站立	请单腿站立尽可能长的时间	能够独立抬起一条腿且保持10秒以上	4
		能够独立抬起一条腿且保持5~10秒	3
		能够独立抬起一条腿且保持3~5秒	2
		经过努力能够抬起一条腿，保持时间不足3秒但能够保持独立站立	1
		不能够尝试此项活动或需要帮助以避免跌倒	0

工具：计时秒表，尺子（≥25厘米），两把椅子（高度适中，带扶手和不带），踏板（凳子）

适用范围：卒中患者、神经疾病患者、老年人平衡能力评估及预测跌倒风险等

附录 8   Holden 步行功能分级（简化）

0 级：患者不能行走或需 2 人以上的帮助。

1 级：患者需要 1 人持续有力地帮助转移重量。

2 级：患者持续或间断需要 1 人帮助平衡或协调。

3 级：患者需 1 人口头管理或伴行而无身体上接触。

4 级：患者在平面上可独立步行，但在上台阶、斜面或不平的表面时需要帮助。

5 级：患者可独立地去任何地方。